Der Bücherbär

LeseProfi

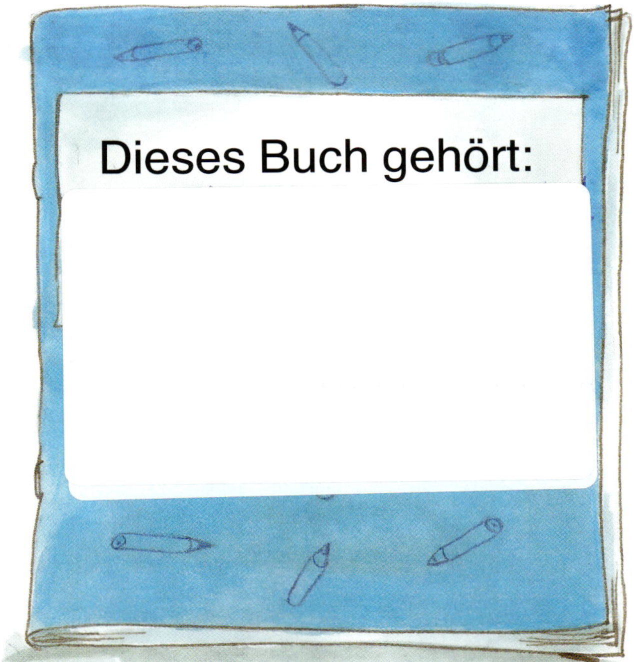

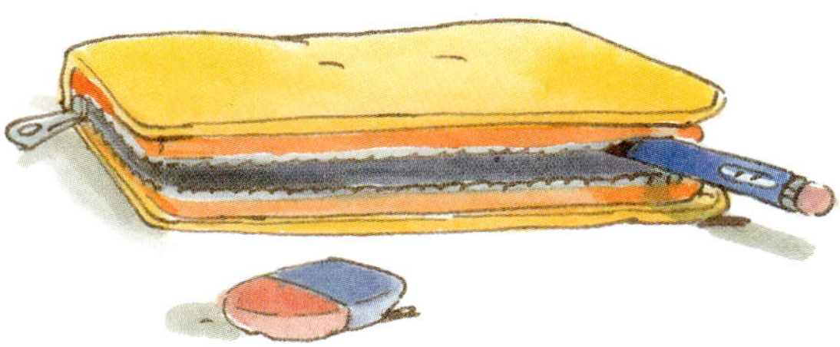

Manfred Mai,
wurde 1949 geboren, lebt mit seiner Familie als freier Schriftsteller in Winterlingen auf der Schwäbischen Alb. Er schreibt für Kinder und Erwachsene. Seine Bücher wurden mehrfach ausgezeichnet und in viele Sprachen übersetzt.

Irmgard Paule
arbeitet seit dem Studium für Gestaltung als freie Grafikerin in der Werbebranche und ist seit 1998 als freischaffende Illustratorin tätig.

Manfred Mai

Anna-Lena traut sich was

Mit Bildern von Irmgard Paule

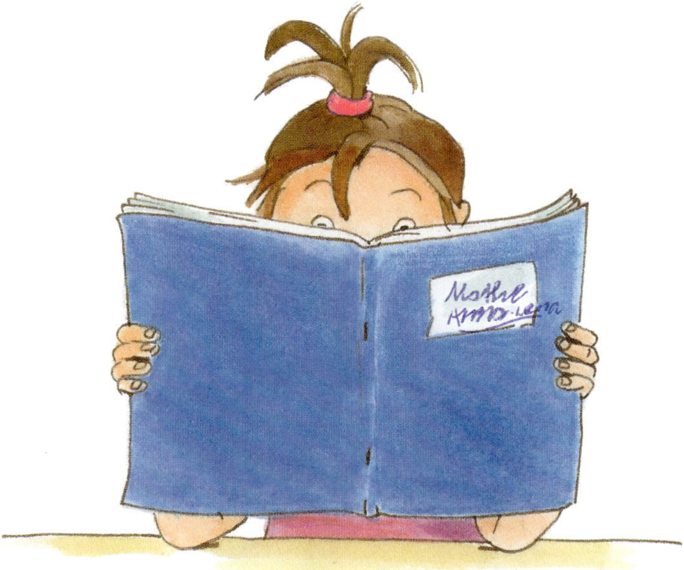

EDITION BÜCHERBÄR

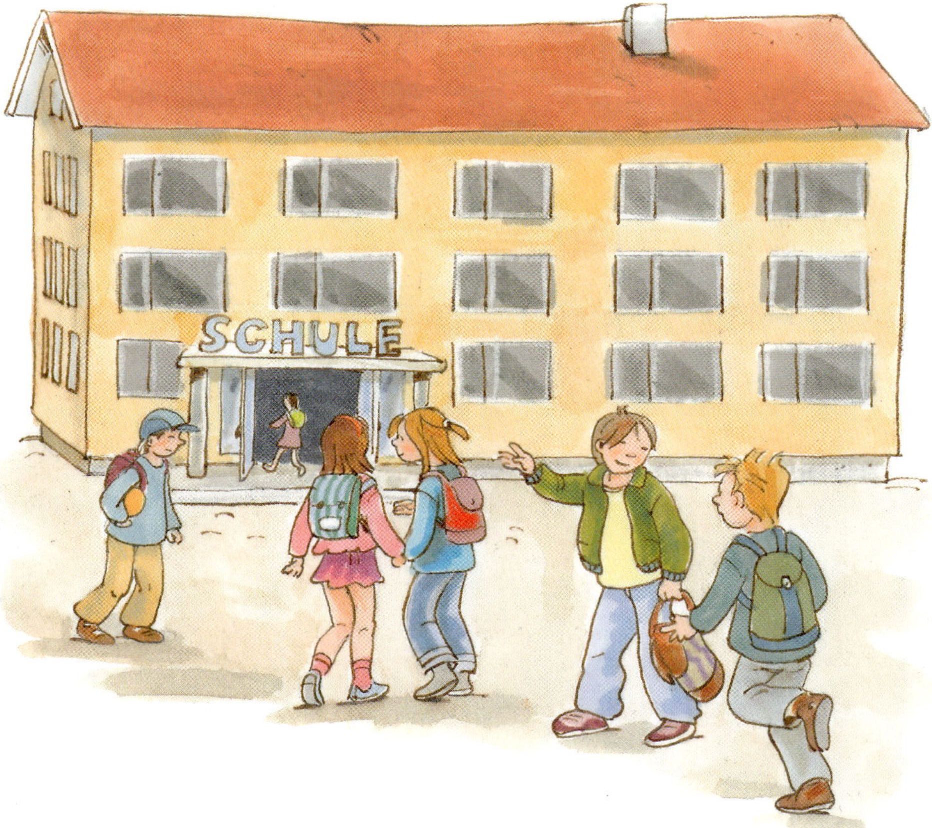

In neuer Rechtschreibung

1. Auflage 2006

Einband und Illustrationen: Irmgard Paule

Gesamtherstellung: Westermann Druck Zwickau GmbH
ISBN: 3-401-08917-X
ISBN 978-3-401-08917-1

www.arena-verlag.de

Schweineglück

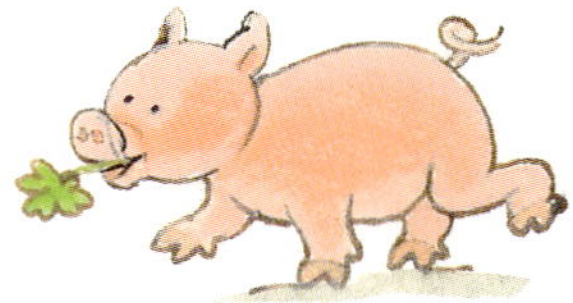

Seit sechs Wochen geht Anna-Lena Allmeier in die dritte Klasse. Das ist nicht gerade ihre liebste Beschäftigung. Daran sind vor allem die Fächer Mathematik, Deutsch und Sachunterricht schuld. Da ist sie nämlich nirgendwo eine Leuchte.

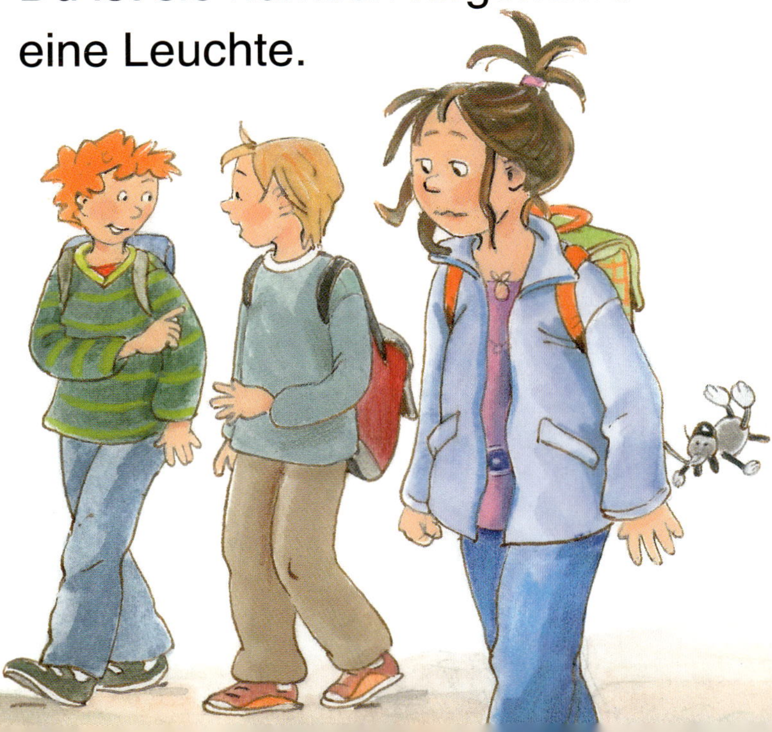

Wenn es nur Sport und Musik gäbe,
würde sich Anna-Lena jeden Tag
riesig auf die Schule freuen.
Denn im Sport ist sie eine Kanone
und singen kann sie besser
als viele, die im Fernsehen singen.
Anna-Lenas Bruder Alexander geht
in die gleiche Schule,
aber schon in die sechste Klasse.
Weil er Schule
furchtbar ätzend findet,
lernt er weniger, als er sollte.
Entsprechend schlecht sind
seine Noten.
Aber das ist ihm egal.
„Albert Einstein war auch
kein guter Schüler“,
behauptet er.

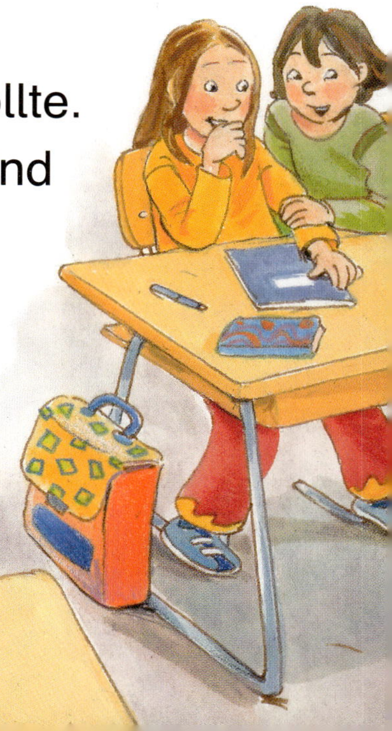

Alexander hat eine große Klappe.
Mit der gibt er den Lehrerinnen
und Lehrern die Schuld
an seinen kaum noch
ausreichenden Leistungen.
„Die kommen schlecht gelaunt
in die Schule und
der Unterricht ist
zum Einschlafen langweilig."

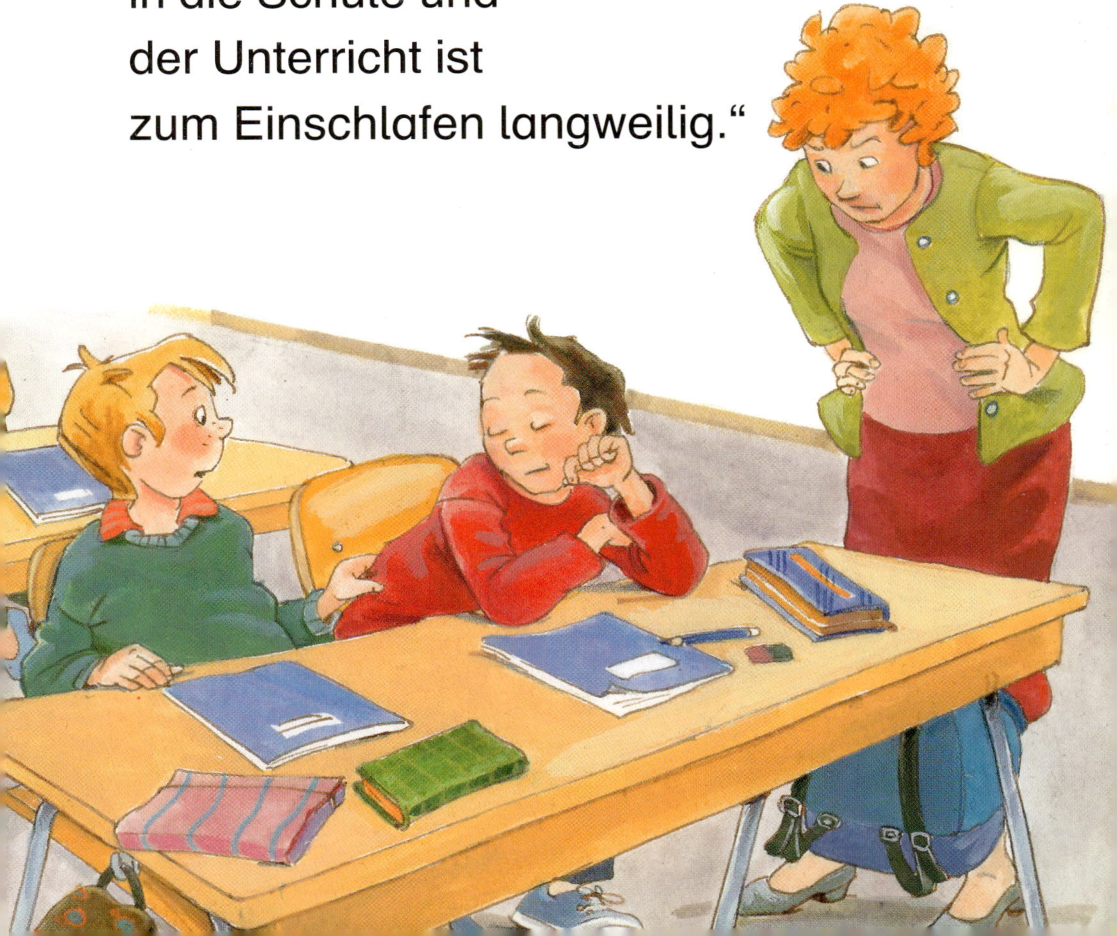

Alexander findet nicht nur
die Schule ätzend.
Er findet fast noch ätzender,
dass er eine jüngere Schwester hat.
Auf dem Pausenhof tut er so,
als kenne er Anna-Lena nicht.
Die findet ihren Bruder
genauso doof wie er sie.
Deswegen ist sie froh,
dass es Janina gibt.
Sie ist Anna-Lenas beste Freundin,
wohnt im gleichen Haus und
sitzt in der Schule neben ihr.
Anna-Lena würde Alexander gern
gegen Janina tauschen.
Eine Schwester,
das wäre viel besser
als so ein Bruder.

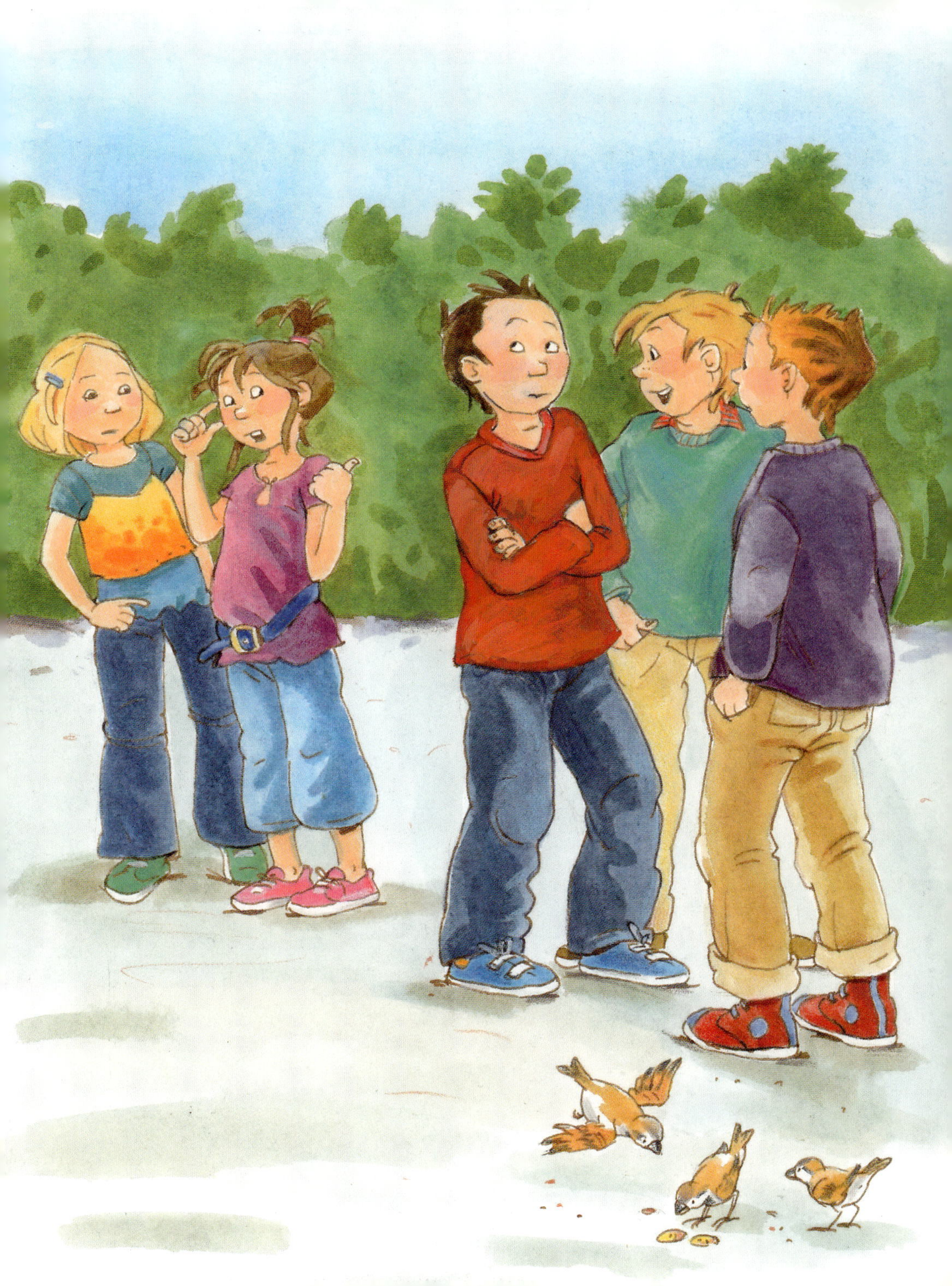

Heute bekommen sie
das erste Diktat
in diesem Schuljahr zurück.
Herr Bergmann putzt
vor dem Austeilen
umständlich seine Brille.
Das bedeutet nichts Gutes.
Noch während er putzt,
hält er eine Standpauke.
„Ich bin sehr enttäuscht
über eure Leistungen.

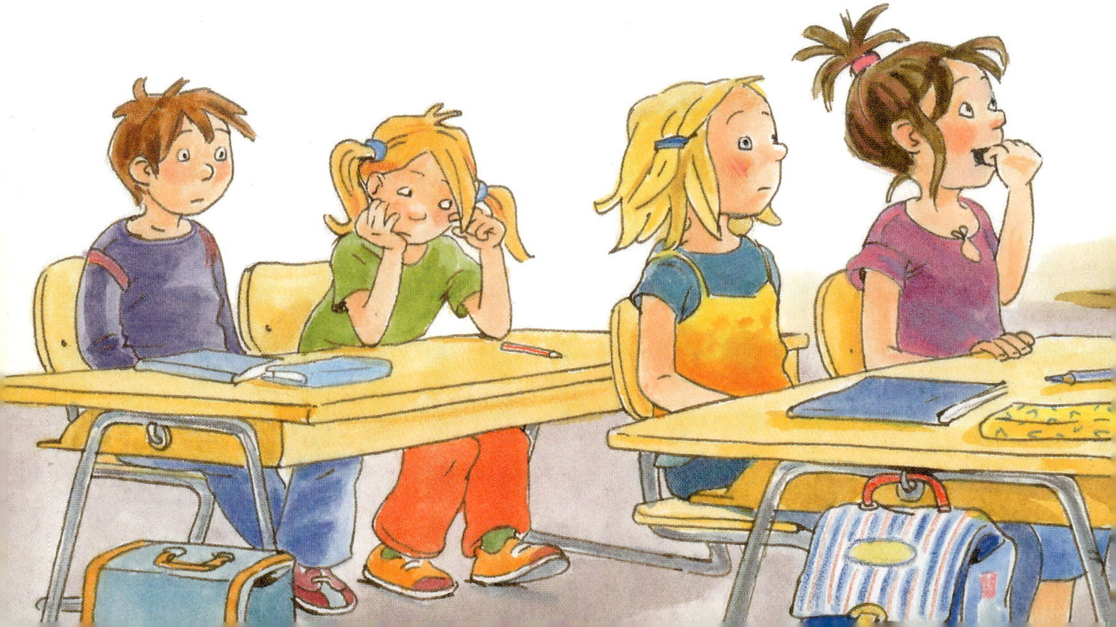

Dabei habe ich mir
in den letzten Deutschstunden
so viel Mühe gegeben.
Und nun gibt es
nicht mal einen Einser,
aber sechs Fünfer und
sogar zwei Sechser!“
Anna-Lena zuckt zusammen.
Für sie ist klar, dass sie einen
der beiden Sechser bekommt.

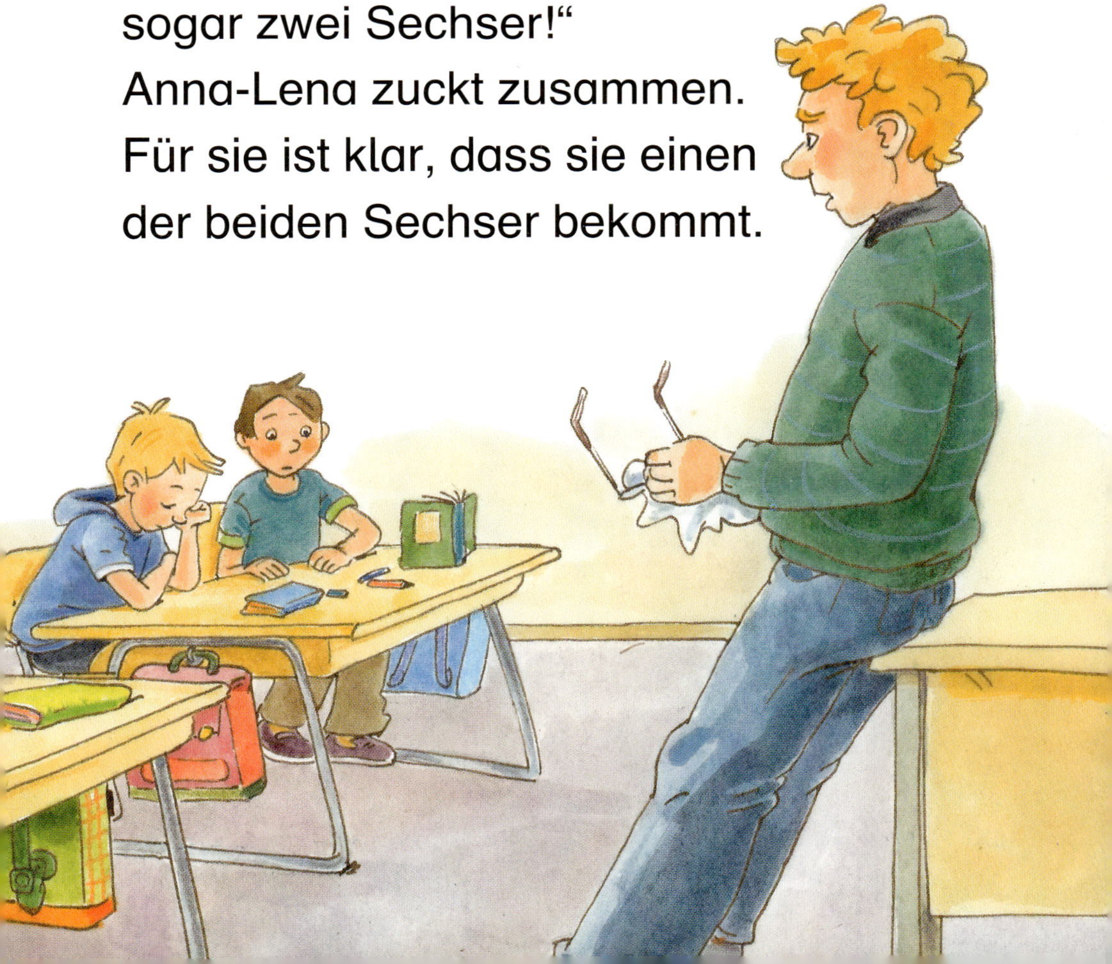

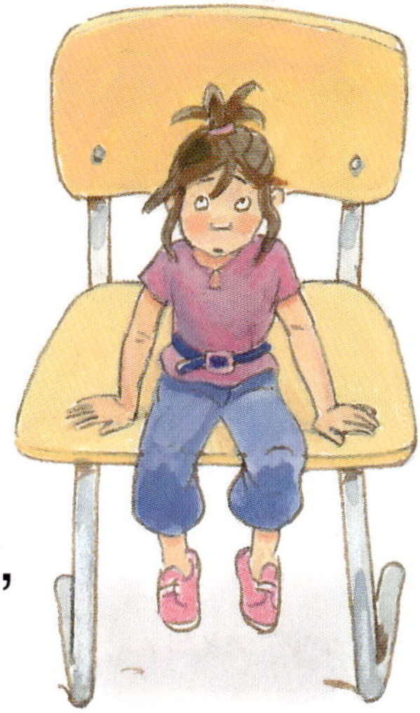

Und je lauter
Herr Bergmann spricht,
desto kleiner wird sie
auf ihrem Stuhl.
Janina bemerkt es und ahnt,
was Anna-Lena denkt.
Sie überlegt,
wie sie ihrer Freundin
helfen könnte – und hat eine Idee!
„Du musst ihn dir
als Schwein vorstellen,
das grunzt und quiekt“,
flüstert sie.

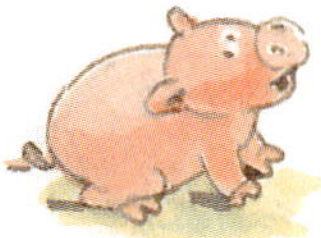

Anna-Lena guckt sie überrascht an,
schaut wieder nach vorn und
hält sich die Ohren zu.
Jetzt versteht sie nicht mehr,
was der Lehrer sagt.

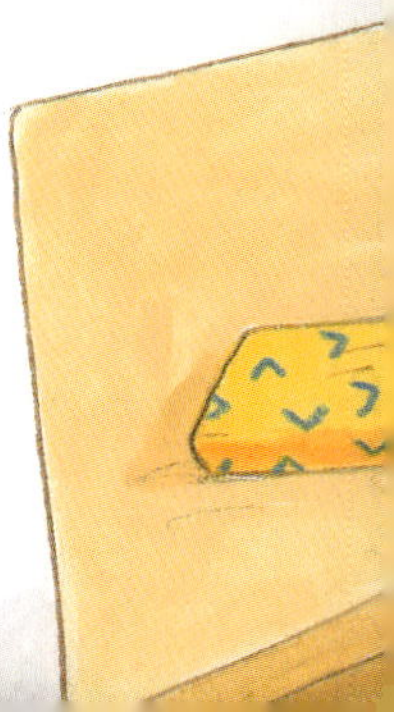

Seine Worte werden zu Grunzlauten,
er selbst wird zu einem Schwein,
das auf zwei Beinen
durch die Reihen tappt.

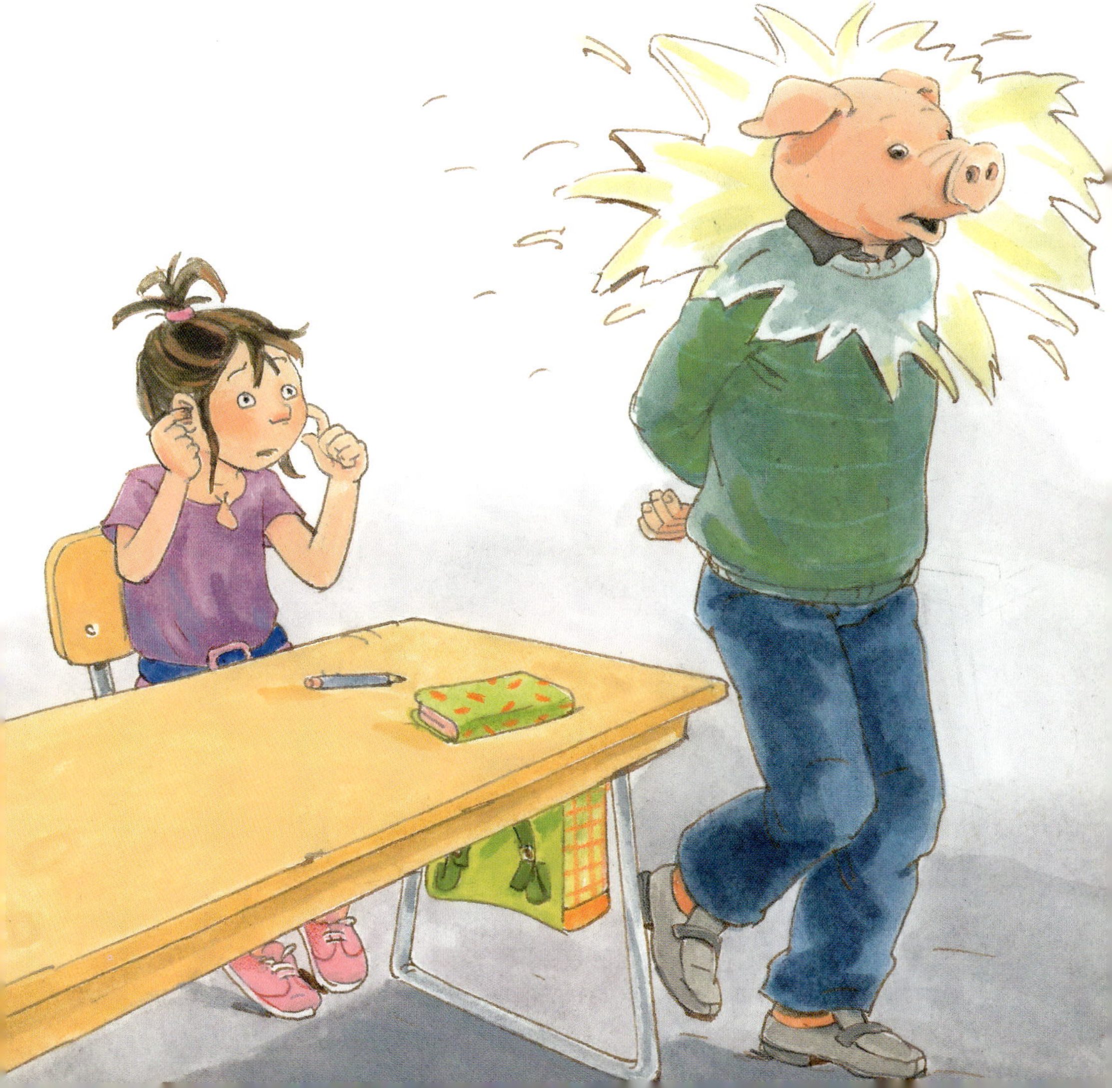

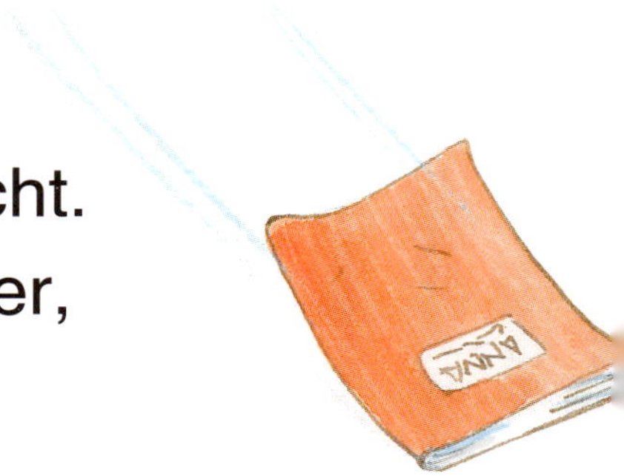

Ein Lächeln zieht
über Anna-Lenas Gesicht.
Das verschwindet wieder,
als ihr Heft vor ihr
auf dem Tisch landet.
Sie wagt kaum hineinzuschauen.
Mit zitternden Fingern
hebt sie langsam
den Heftumschlag hoch.
Sie schielt nach den roten Strichen
am Seitenrand.
„Ich hab ’ne Drei-minus“,
sagt Janina leise.
„Und du?“
Anna-Lena zuckt mit den Schultern.
„Ich trau mich nicht,
ich hab bestimmt ’ne Sechs.“
Janina greift nach Anna-Lenas Heft.

„Komm, ich schau für dich nach.“
Anna-Lena hält ihr Heft
einen Augenblick fest,
überlässt es aber dann doch
ihrer Freundin.
Die schlägt es auf,
schaut hinein – und schweigt.
„Ist es eine Sechs?“,
fragt Anna-Lena kaum hörbar.

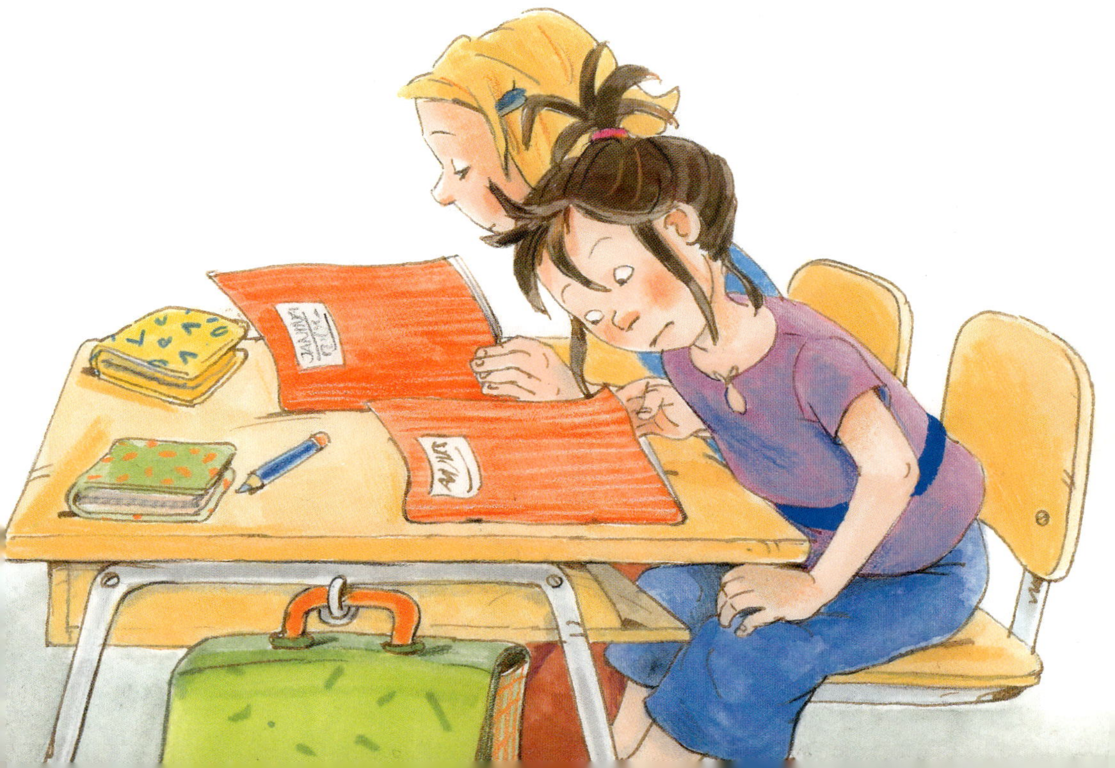

Janina schüttelt den Kopf.
Anna-Lena stößt erleichtert
die Luft aus.
„Eine Fünf?“
Kopfschütteln.

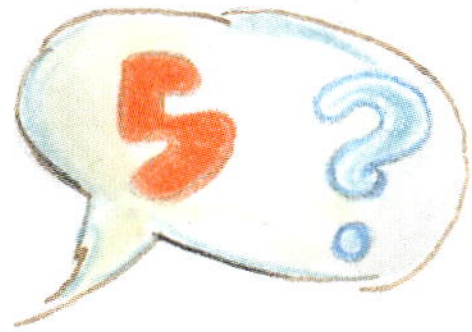

Anna-Lenas Gesicht wird heller.
„Vier bis Fünf?“

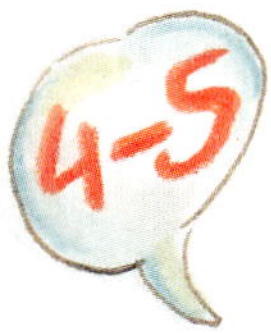

Anna-Lena kann kaum glauben,
dass Janina wieder
den Kopf schüttelt und flüstert:
„Du hast eine Vier.“
„Ich hab eine Vier!“,
ruft Anna-Lena freudig aus.

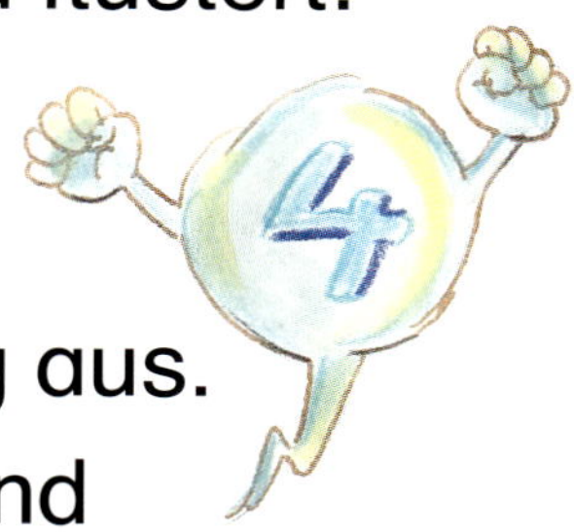

„Eine Vier ist kein Grund
zu überschwänglicher Freude“,
hört sie Herrn Bergmann sagen.
Jetzt spricht er wieder
mit seiner richtigen Stimme

und aus dem Schwein wird
wieder der Lehrer.
„Glück gehabt",
flüstert Anna-Lena erleichtert.
„Schweineglück", sagt Janina
und beide kichern.

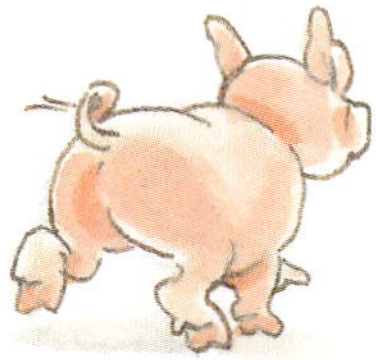

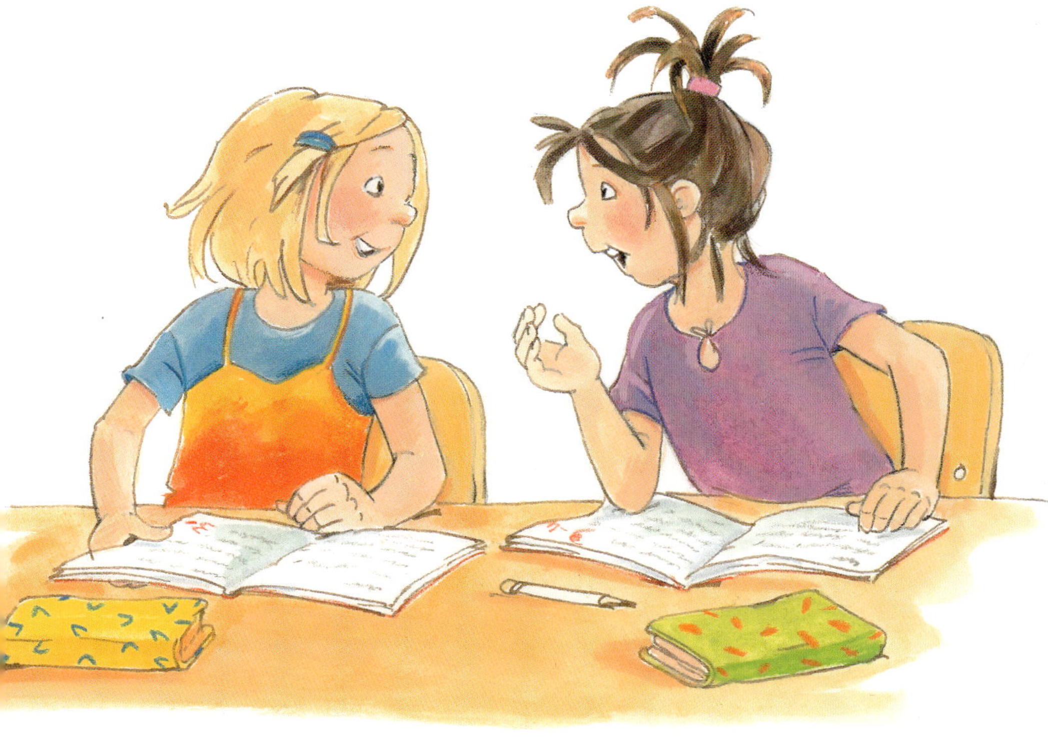

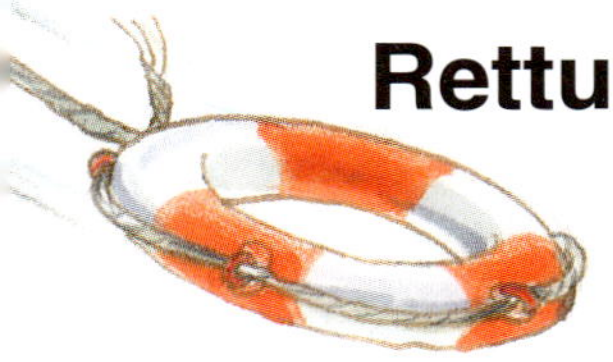

Rettung in letzter Sekunde

„Hilfe!", ruft Anna-Lena.
Und noch einmal „Hilfe!".
Doch niemand kommt,
um ihr zu helfen.
Da fällt Anna-Lena ein,
dass niemand kommen kann,
weil niemand da ist.
Papa nicht, Mama nicht,
Alexander nicht.
Und mitten auf dem Klodeckel
sitzt eine riesige schwarze Spinne.
Anna-Lena tritt von einem Bein
aufs andere, weil sie dringend muss.
Aber mit einer Spinne
auf dem Klodeckel kann sie nicht.

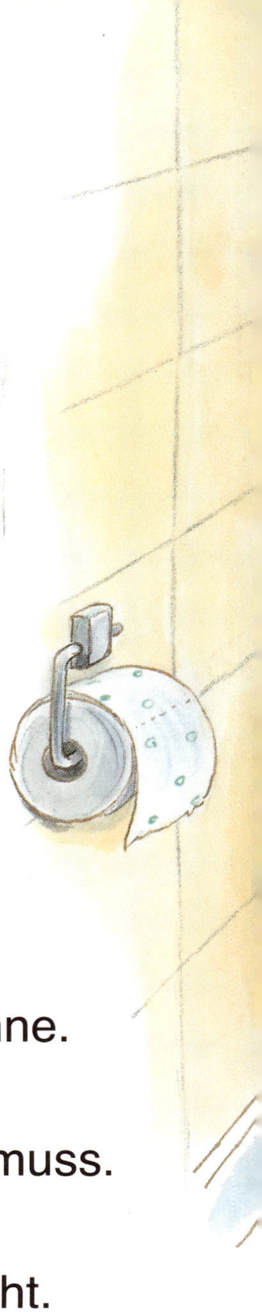

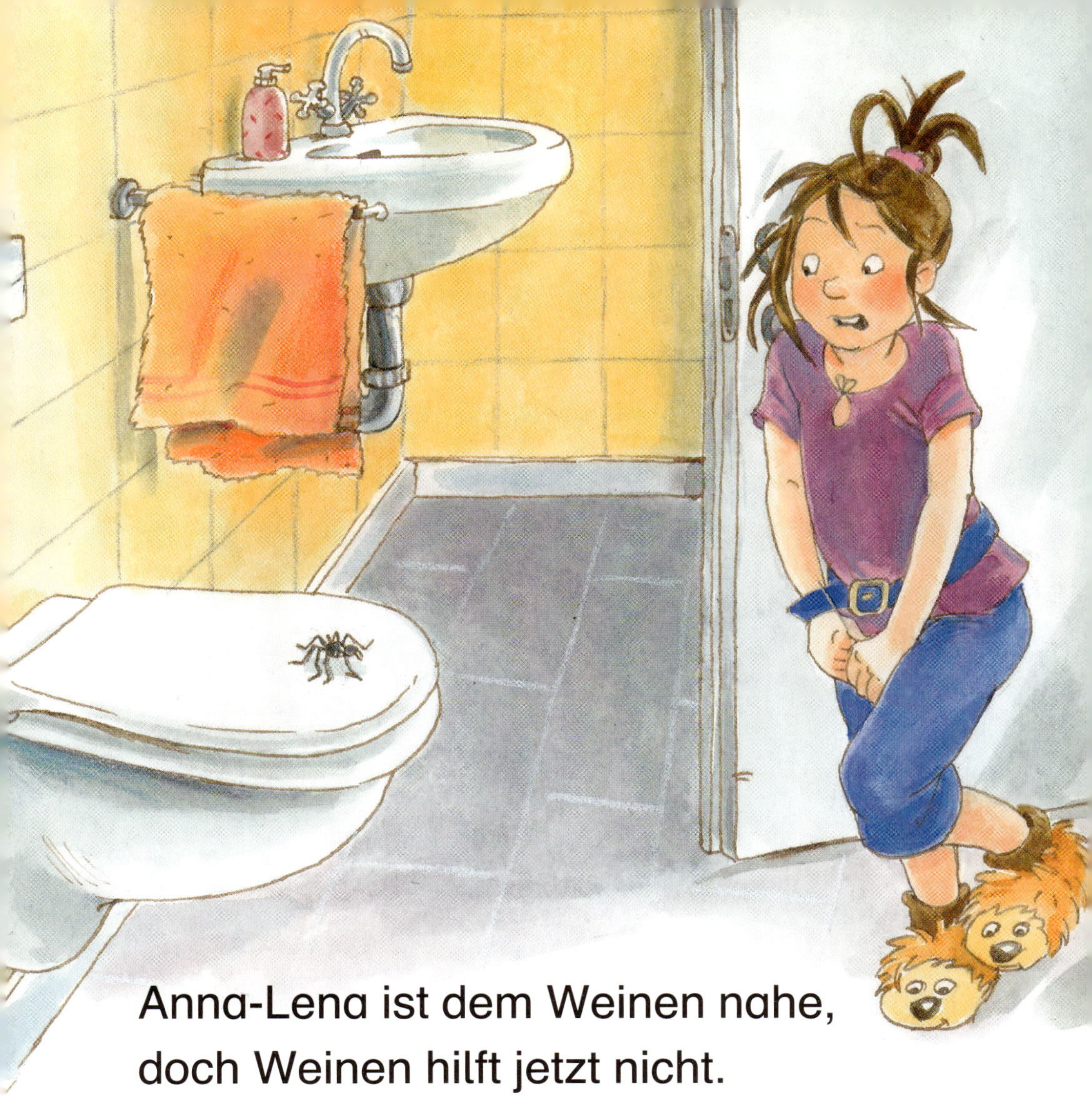

Anna-Lena ist dem Weinen nahe, doch Weinen hilft jetzt nicht. Wenn sie nicht in die Hose pinkeln will, muss sie etwas tun, und zwar schnell.

Sie überlegt fieberhaft.
Papa und Mama sind bei der Arbeit,
die können nicht kommen.
Wo Alexander steckt,
weiß Anna-Lena nicht.
Bleibt nur Janina.
Mit zusammengekniffenen Beinen
schlurft Anna-Lena zum Telefon
und wählt Janinas Nummer.

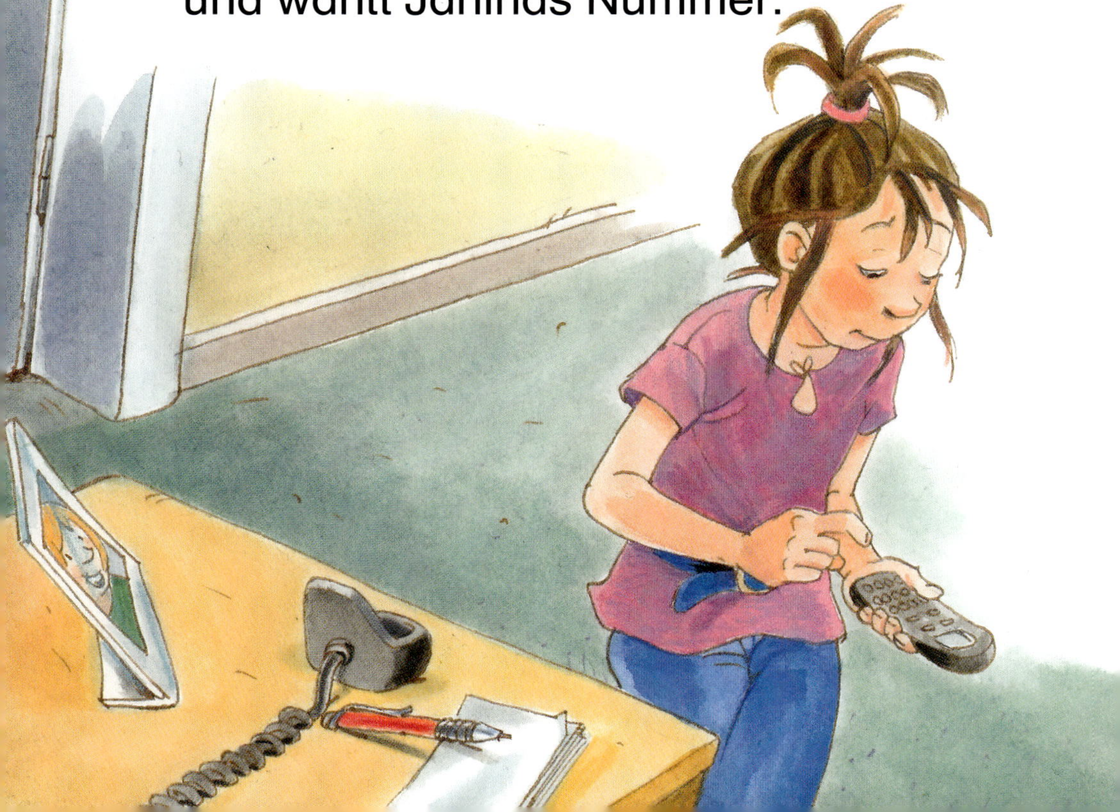

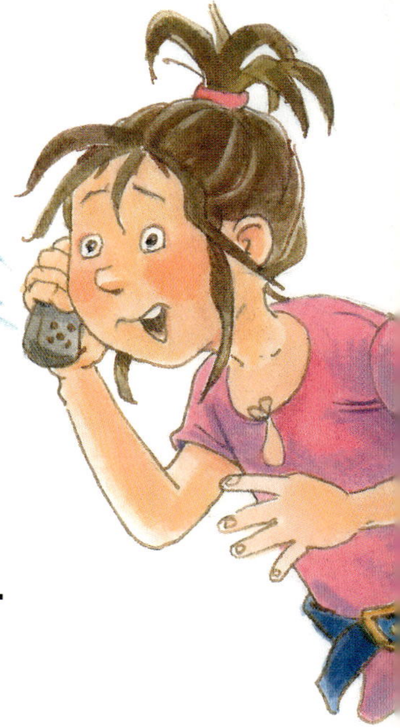

Kaum ist die dran,
ruft Anna-Lena:
„Komm schnell,
sonst mach ich in die Hose! –
Frag jetzt nicht und komm!“

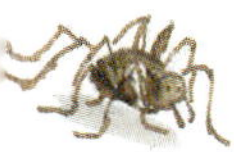

Sie legt auf,
schlurft zur Tür und öffnet sie.
Janina kommt keuchend
die Treppe hoch.
„Was ist los?“
„Im Klo sitzt eine Spinne
und ich muss ganz dringend!
Mach sie schnell weg!“

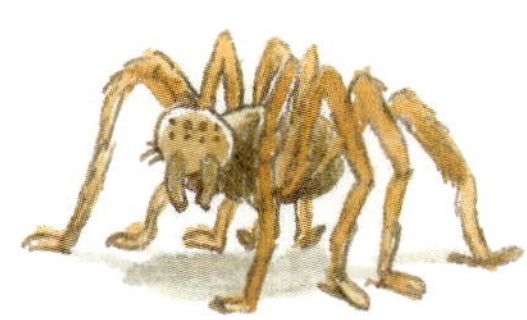

„Wo ist der Staubsauger?“
„Im Besenschrank“,
antwortet Anna-Lena.
„Warum?“
„Frag nicht, hol ihn!“, befiehlt Janina.

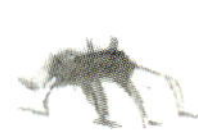

Anna-Lena bewegt sich
so eigenartig,
dass Janina sich ein Kichern
nicht verkneifen kann.
Sie ziehen den Staubsauger
vor die Toilette,
drücken den Stecker in die Dose
und Janina nimmt
die Düse vom Rohr ab.
„Schalt ein!“, sagt sie.

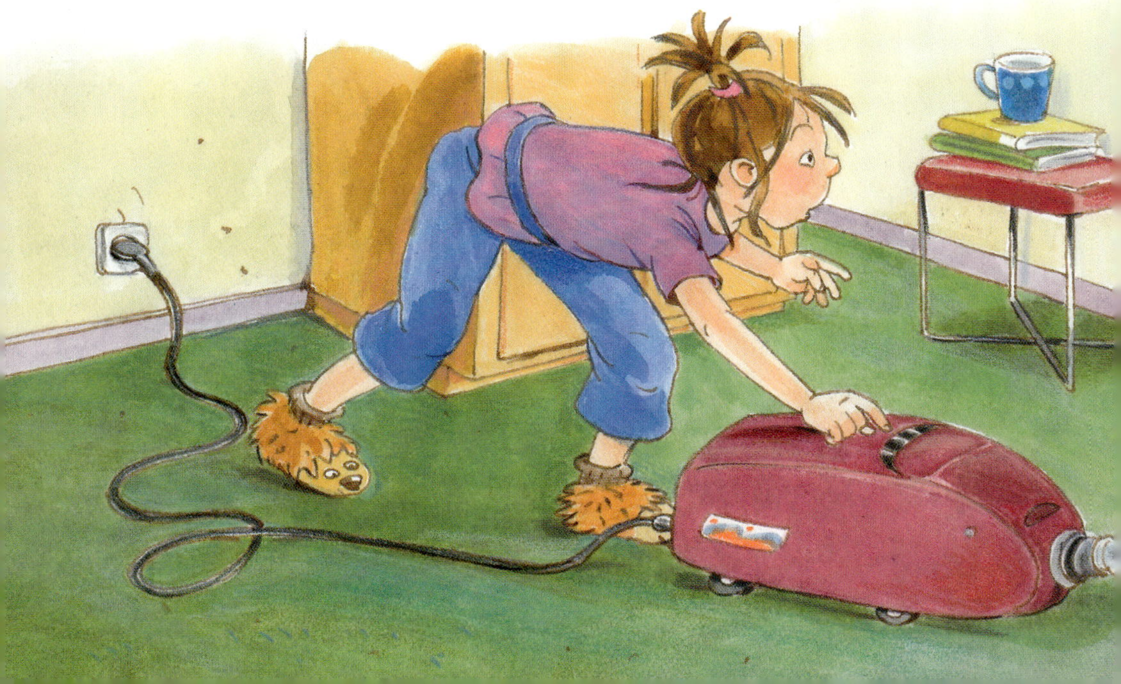

Vorsichtig öffnet sie die Tür
und schaut hinein.
Die Spinne sitzt immer noch
auf dem Klodeckel.
Janina zielt mit dem Rohr auf sie.
Die Spinne will fliehen,
doch flupp, schon ist sie weggesaugt!

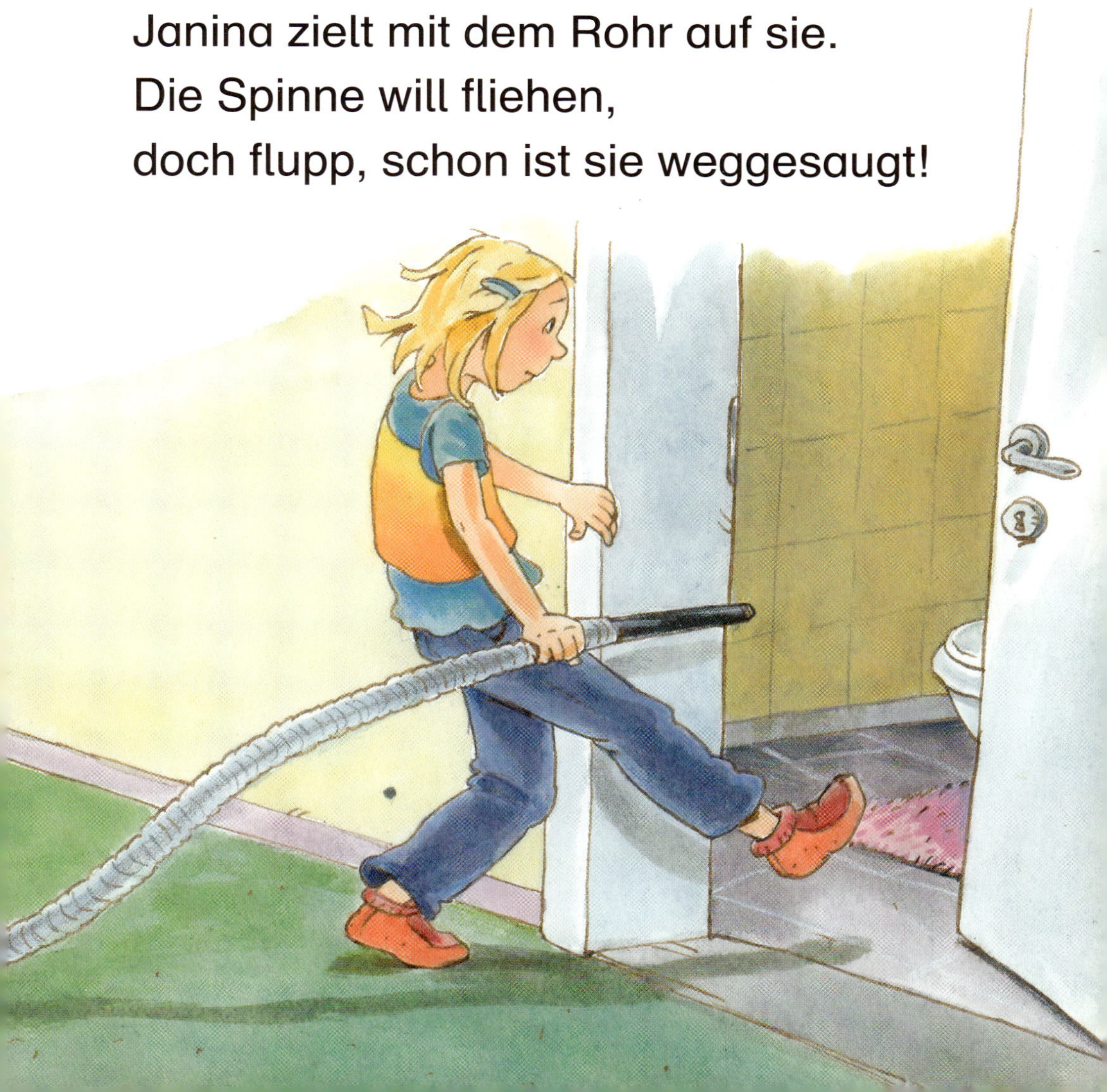

Anna-Lena drückt sich
an Janina vorbei,
setzt sich aufs Klo
und lässt es laufen.
„Das war knapp“,
sagt sie erleichtert.

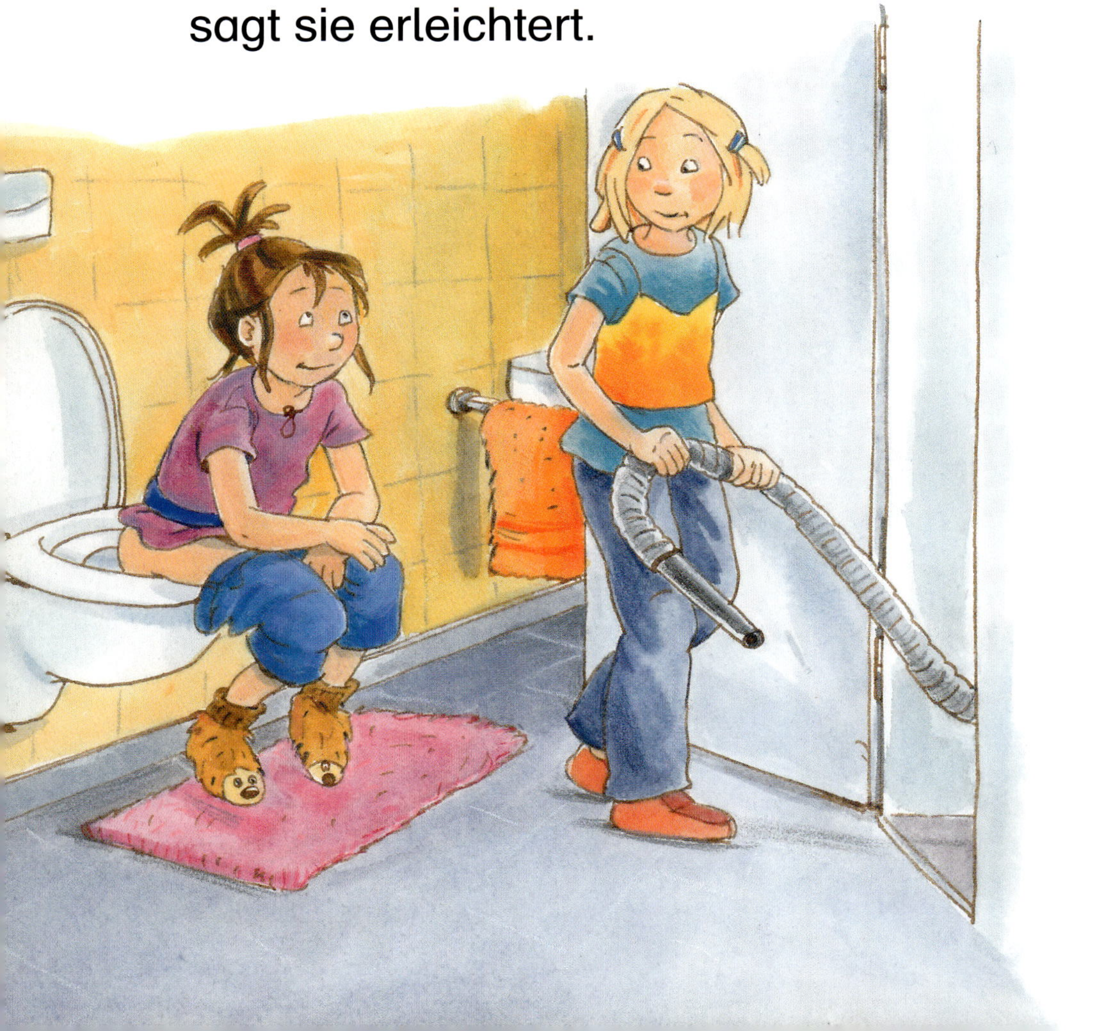

Anna-Lena spielt Pferd

„Ich muss schnell wieder runter“, sagt Janina.
„Lukas ist allein.“
„Warte, ich komme mit!“
Anna-Lena hängt den Schlüssel um den Hals und läuft hinter ihrer Freundin die Treppe hinunter.

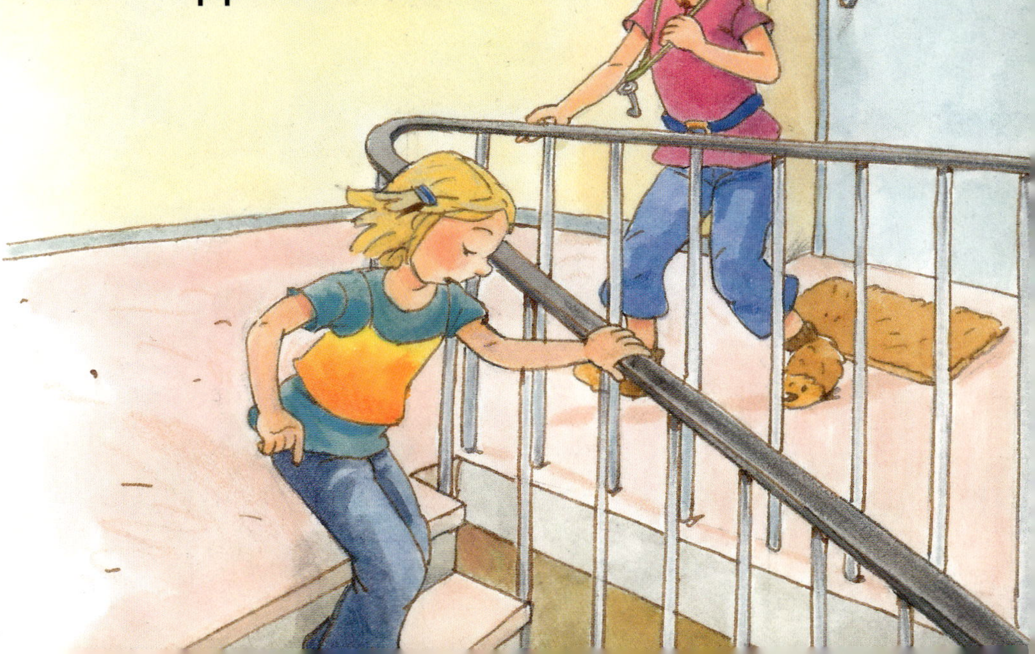

Schon draußen hören sie
Lukas weinen.
„Ich komme!“,
ruft Janina ihm durch die Tür zu
und sucht in ihren Taschen
nach dem Wohnungsschlüssel.
Aber sie findet ihn nicht.
Drinnen wird das Weinen
immer lauter.
„Hast du ihn
überhaupt eingesteckt?“,
fragt Anna-Lena.
„Ja!“
Hektisch zerrt Janina das Innere
der rechten Hosentasche
nach außen.
Da klimpern eine Euro-Münze
und der Schlüssel auf den Boden.

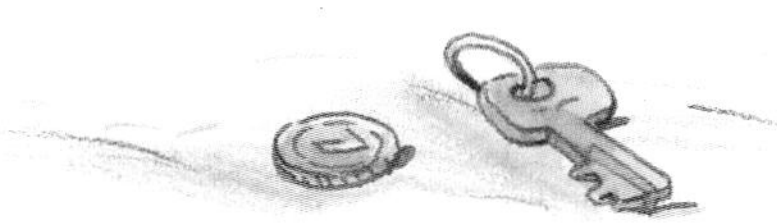

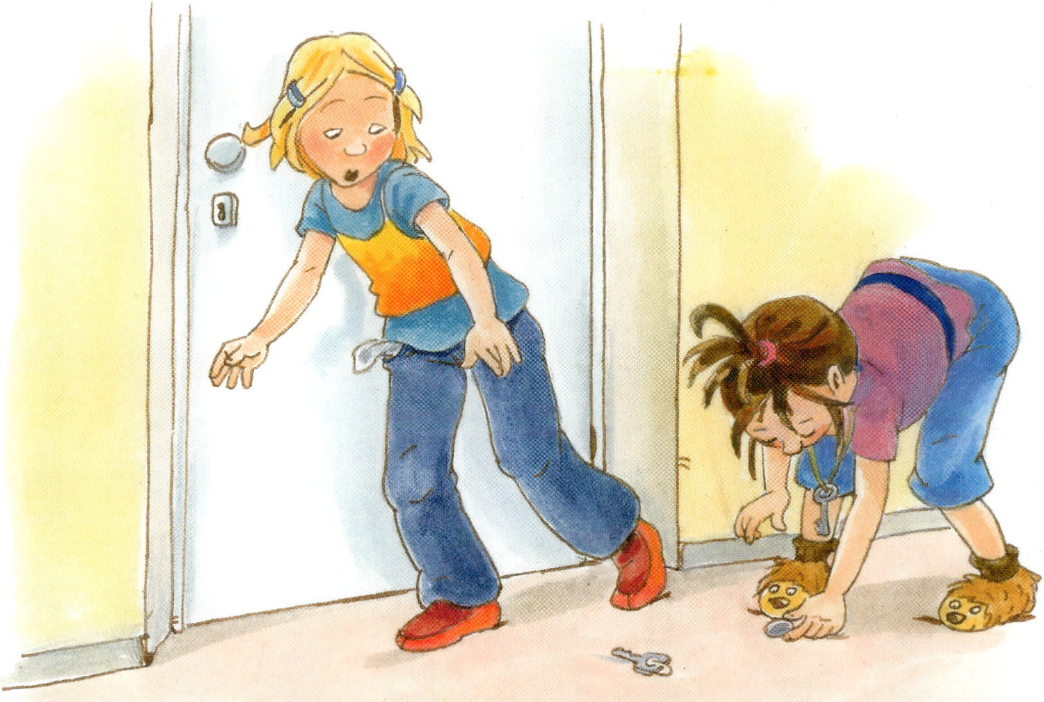

Anna-Lena fängt
die davonrollende Münze.
Janina schnappt den Schlüssel
und schließt auf.
Doch die Tür lässt sich
nur schwer öffnen.
„Geh zurück, Lukas,
sonst kann ich nicht hinein!“,
ruft Janina.

Lukas plärrt weiter
und Janina drückt energischer
gegen die Tür.
Dann ist der Spalt so breit,
dass sie hineinkann.

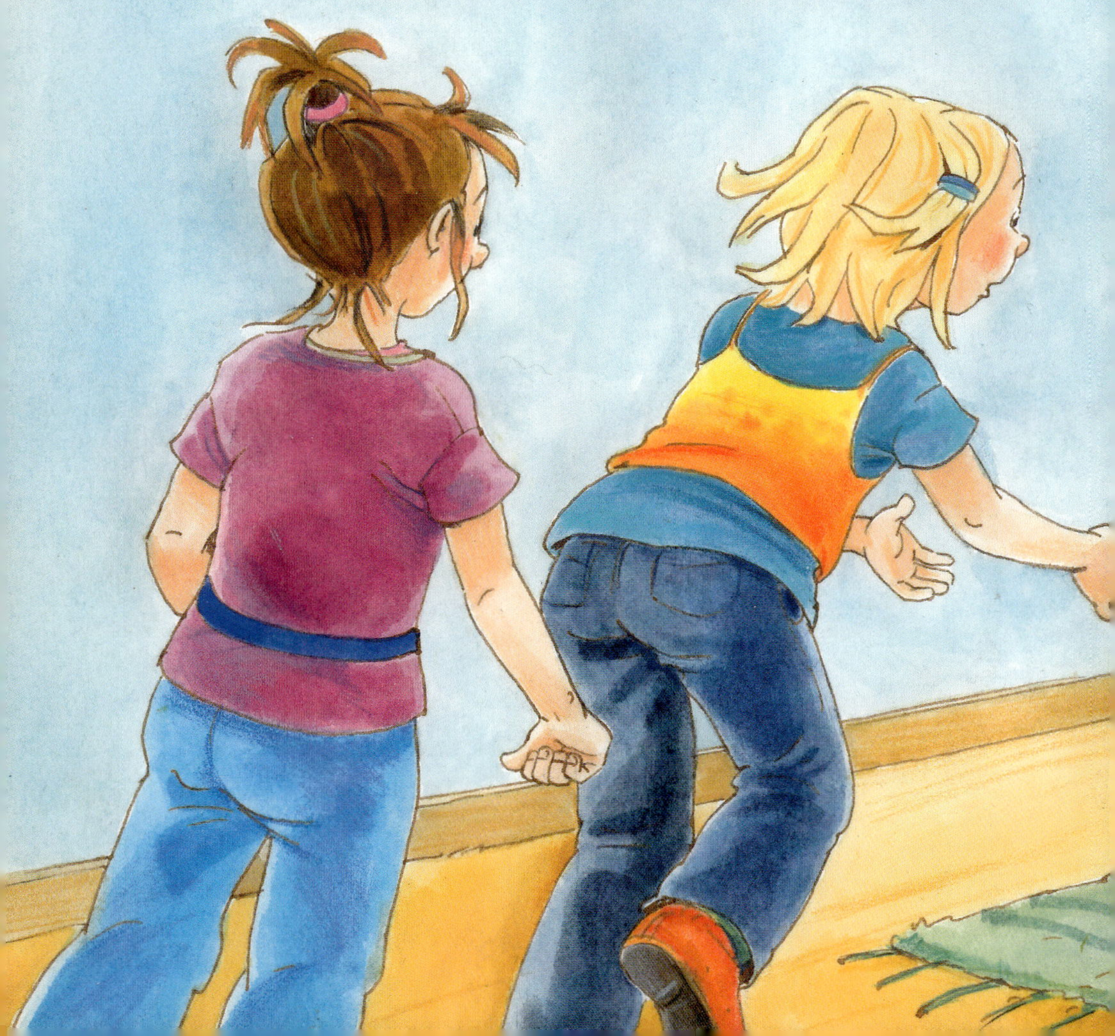

Drinnen sitzt Lukas auf
seinem dicken Windelhintern
und streckt Janina
die Hände entgegen.
„Jani ab, Lutas leine, Lutas Anst“,
stammelt er zwischen Schluchzern.
Janina nimmt ihn hoch.
„Jetzt bin ich ja wieder da“,
tröstet sie ihn,
„jetzt brauchst du keine Angst
mehr haben.“

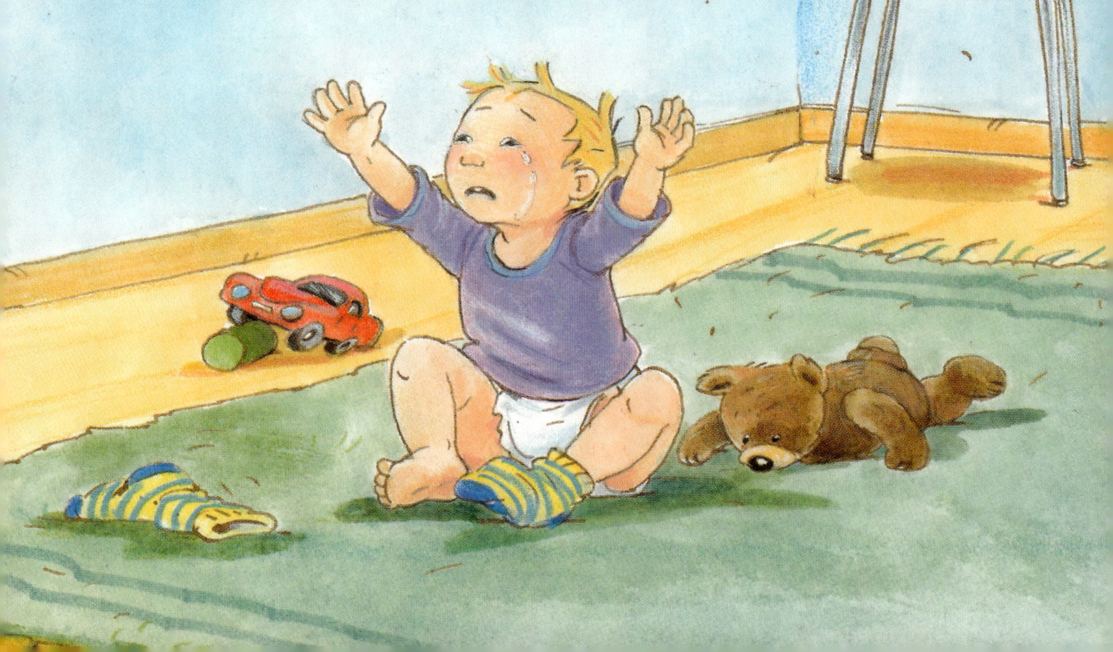

„Teine Anst“, brabbelt Lukas
seiner Schwester nach.
Er wird von einem tiefen Schluchzer
richtig geschüttelt.
Dann sieht er Anna-Lena,
zeigt auf sie und sagt:
„Anna-Lena tommt. Lutas leite!“
„Natürlich darfst du reiten“,
sagt Anna-Lena
und geht sofort auf alle viere.

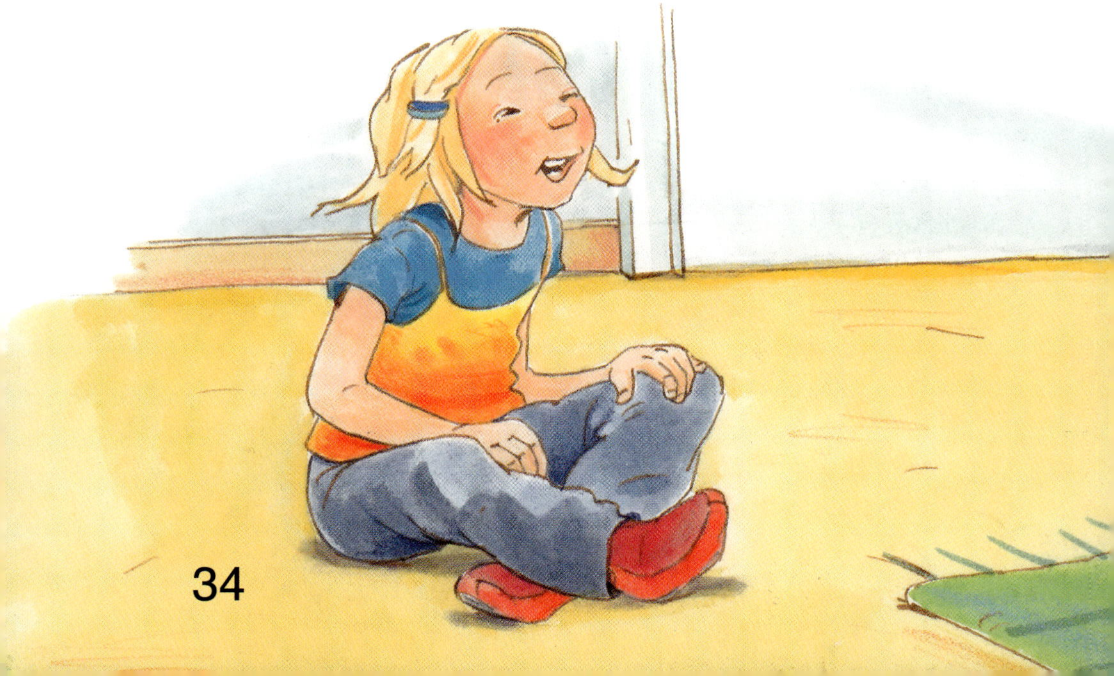

Vor ein paar Tagen hat ihn Janina
auf Anna-Lenas Rücken gesetzt.
Seitdem will Lukas auf ihr reiten,
sobald er sie sieht.
Anna-Lena spielt Pferd
und krabbelt durch die Wohnung,
mal langsam, mal schnell.
„Das Pferd ist müde“,
sagt sie nach einer Weile
und hält an.

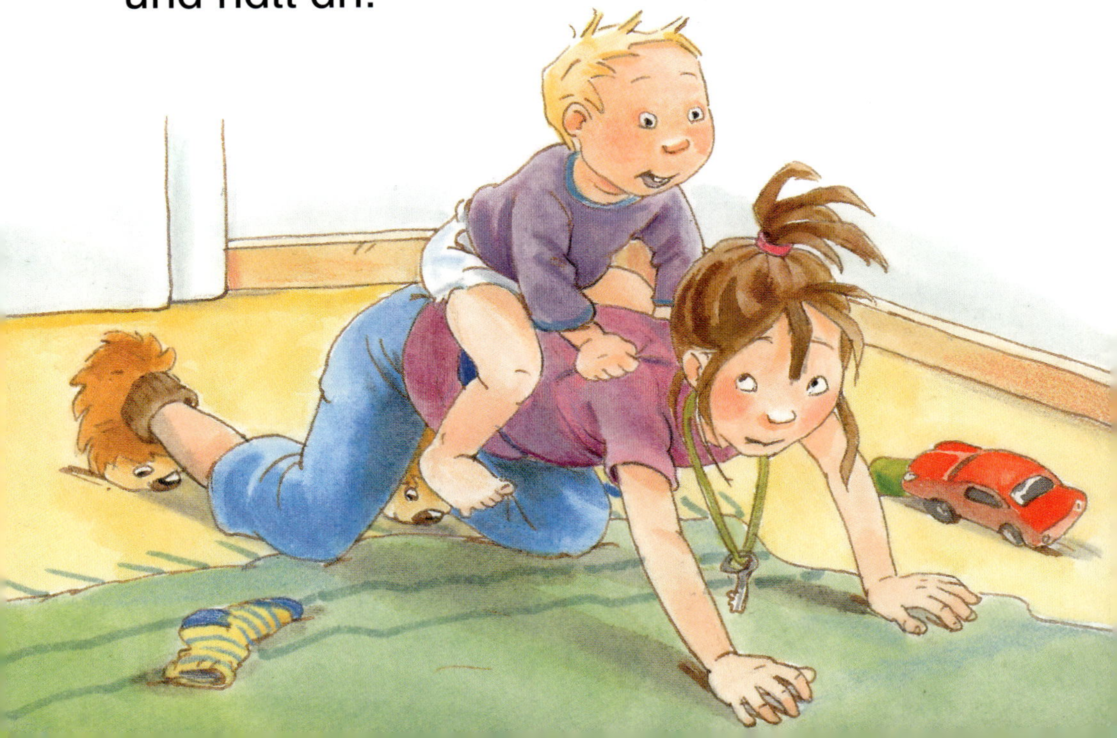

„Noch leite!“,
ruft Lukas und trommelt
mit den Füßen
gegen Anna-Lenas Leib.

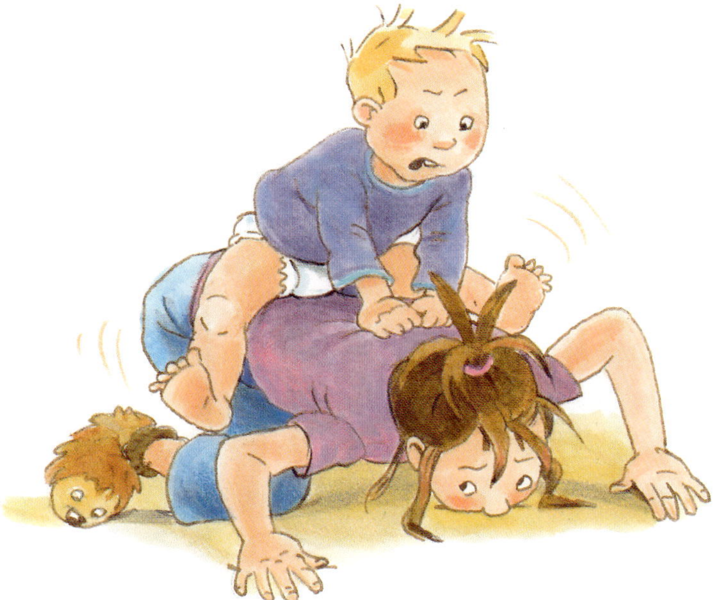

„Noch leite!“
„Also gut, noch eine Runde.“
Anna-Lena krabbelt wieder los.
Lukas strahlt
und gluckst vor Freude.

Männer haben keine Angst

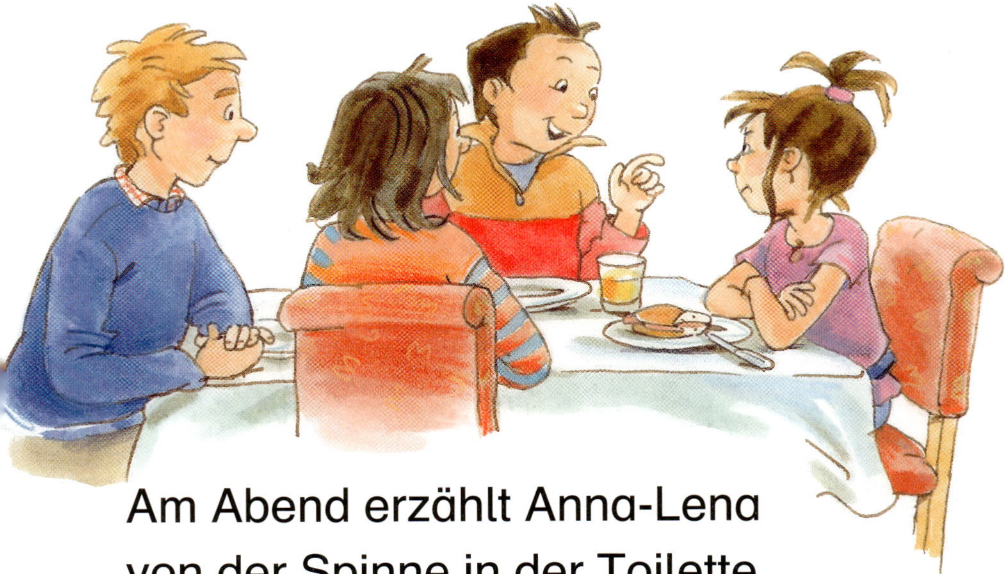

Am Abend erzählt Anna-Lena
von der Spinne in der Toilette.
Alexander lacht sie aus.
„Wegen einer Spinne hat die
beinahe in die Hose gepinkelt!
So ein Angsthase!“
„Du bist doof!“,
ruft Anna-Lena.

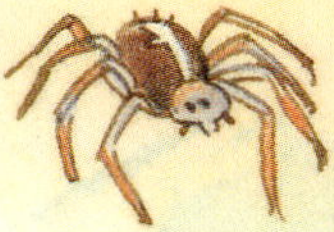

„Hast du vielleicht nie Angst?“
„Nö.“

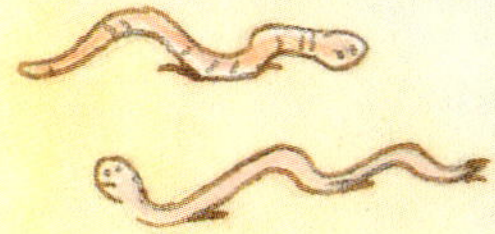

„Nun gib mal nicht so an“,
sagt Mama.
„Alle haben manchmal Angst.“
„Ich nicht und Papa auch nicht,
gell Papa?“
„Äh ... ich ... nein ... ich meine ...“,
stottert Papa.
„Männer haben keine Angst“,
kommt Alexander seinem Papa
zu Hilfe.
„Das hat Opa gesagt.“

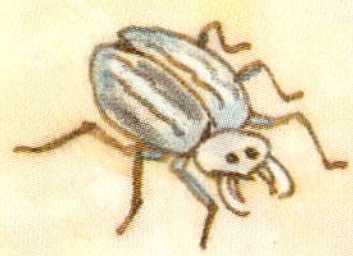

„Wenn Opa das sagt,
muss es ja stimmen“, erwidert Mama.
Alexander nickt.

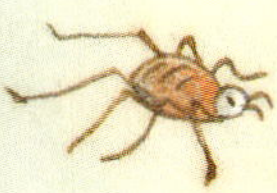

Mama schüttelt den Kopf.
„Und das im 21. Jahrhundert!“

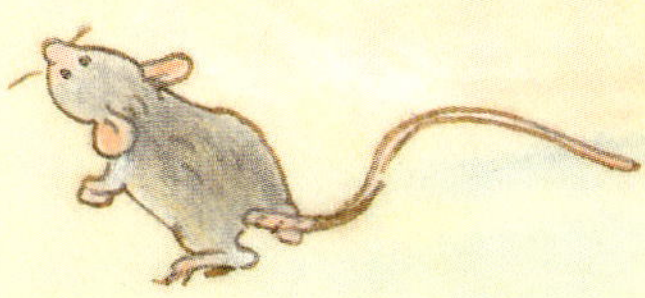

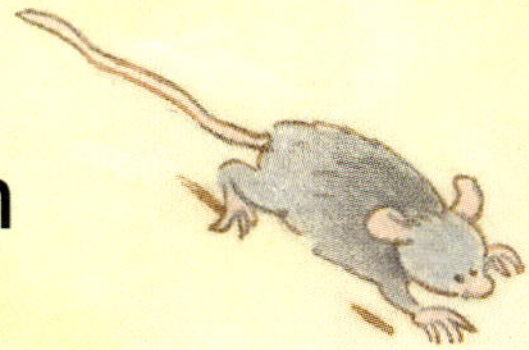

Sie schaut ihren Mann
erwartungsvoll an.

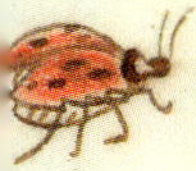

„Bist du etwa auch Opas Meinung?“
Wieder zögert er mit einer Antwort,
druckst herum,
bevor er schließlich murmelt:
„Mädchen und Frauen fürchten sich
mehr als Jungen und Männer,
das musst du doch zugeben.

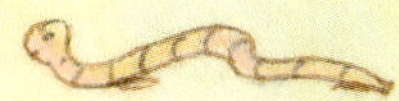

Ihr habt Angst
vor Spinnen und Mäusen,
vor Käfern und Würmern,
vor Gewittern und
vor was weiß ich noch allem.“

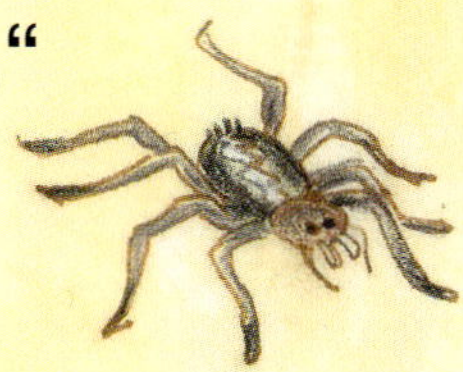

Wieder schüttelt Mama
den Kopf.
„Anna-Lena geht ja ins Judo,
damit sie . . . “

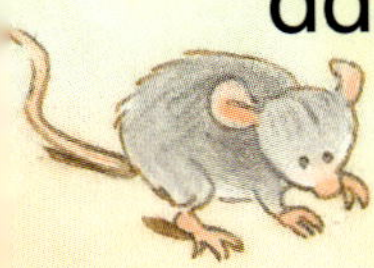

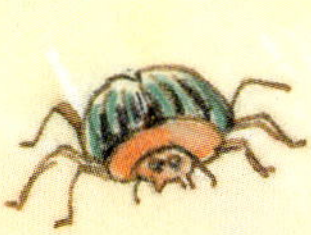

„Judo ist toll“,
unterbricht Anna-Lena ihren Papa.
„Aber gegen Spinnen und Gewitter
hilft es nicht.“
„Na ja, es ist auch nicht schlimm,
wenn man vor manchen Dingen
Angst hat“, lenkt Papa ein.
„Das haben die meisten Menschen.“
„Schön, das aus deinem Mund
zu hören“, sagt Mama spitz.
Alexander will etwas sagen,
doch Papa kommt ihm zuvor:
„Und jetzt reden wir besser
über etwas anderes!“

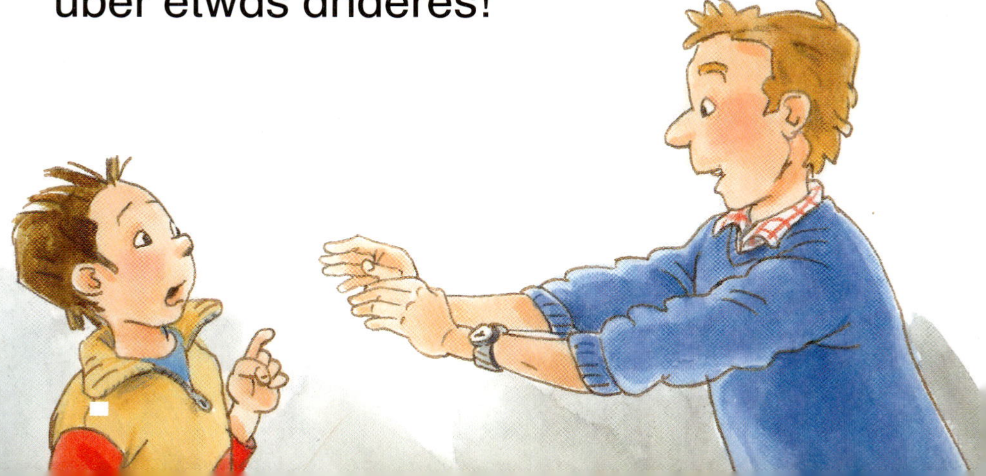

Nicht bei der Sache

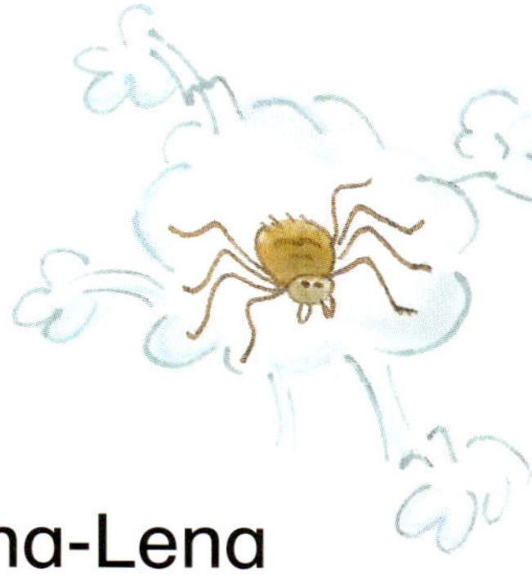

In der Nacht träumt Anna-Lena
von einer Riesenspinne.
Langsam kommt die Spinne auf sie zu.
Anna-Lena will weglaufen,
kann sich jedoch nicht bewegen.
Sie schreit um ihr Leben
und wacht nass geschwitzt auf.

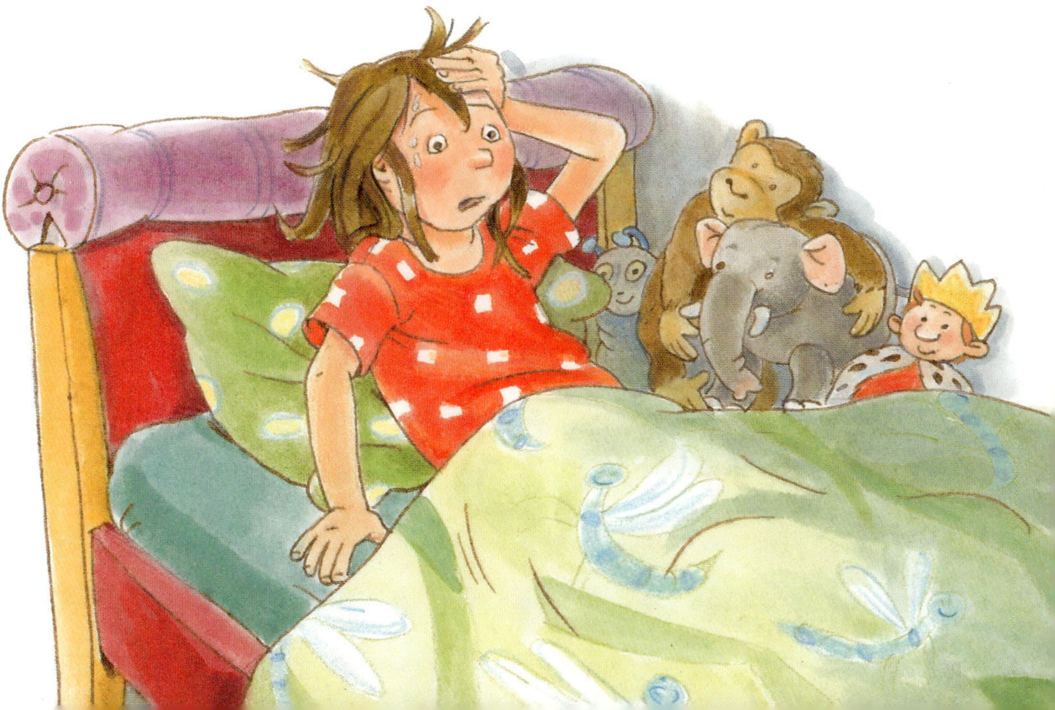

Das Licht wird angeknipst.
Mama setzt sich zu Anna-Lena
aufs Bett und drückt sie an sich.
„Eine Spinne“, nuschelt Anna-Lena
in Mamas Nachthemd,
„sie wollte mich fressen.“

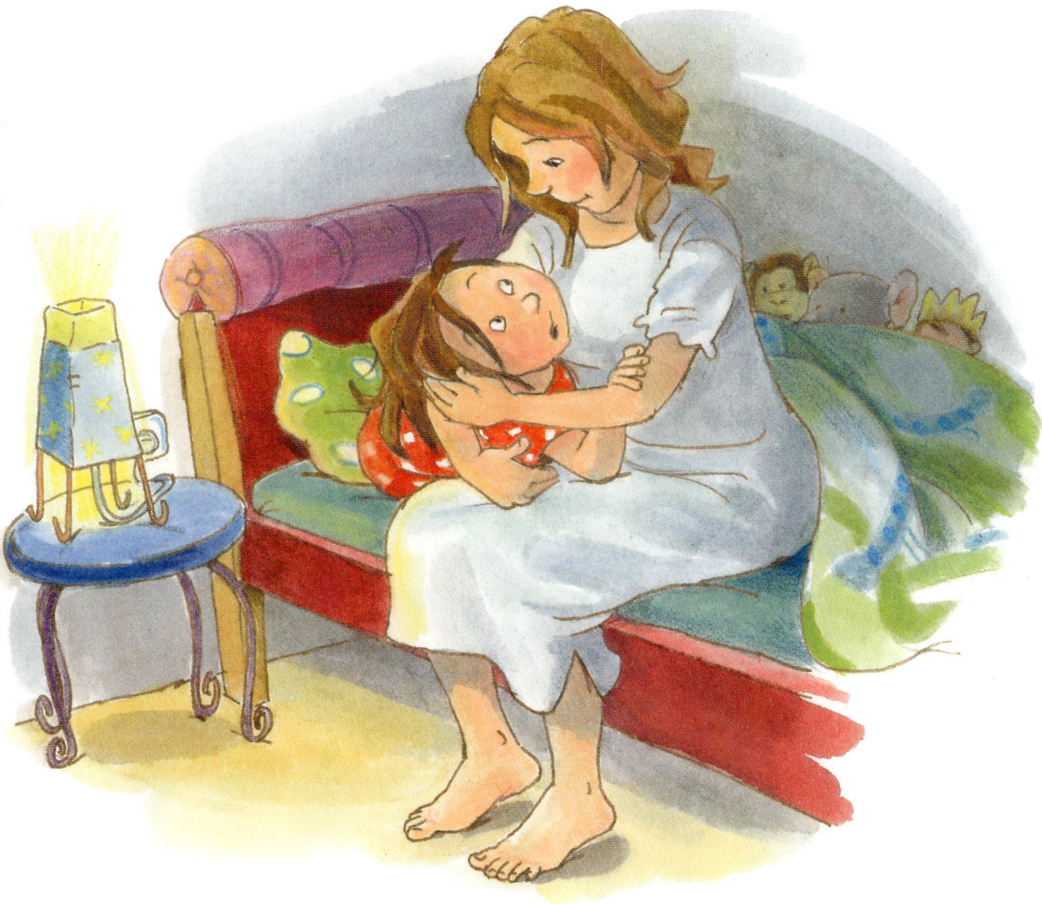

„Das war ein Traum“,
versucht Mama sie zu beruhigen,
„ein dummer Traum.
Wegen der Spinne im Klo.“
Sie bleibt bei Anna-Lena sitzen,
bis sie ruhiger wird.
Dann steht Mama auf
und sagt: „Jetzt schlafen wir wieder.“
Sie will das Licht löschen.
„Nicht!“, sagt Anna-Lena.
„Lass es bitte brennen.“
Mama zögert kurz.
„Also gut, ausnahmsweise.“
Anna-Lena möchte einschlafen
und hat gleichzeitig Angst davor.
Denn sobald sie die Augen schließt,
sieht sie Spinnen.

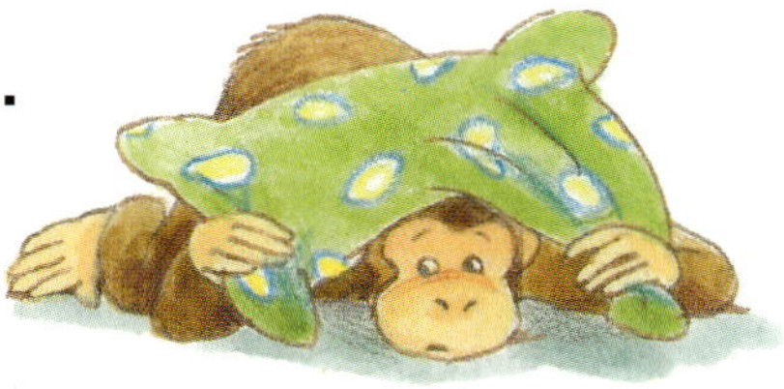

Irgendwann schläft sie doch ein,
aber es wird eine unruhige Nacht,
und am Morgen ist sie noch müde.
Wie eine Schlafwandlerin
tappt sie durch die Wohnung.
Und auch in der Schule
ist sie nicht bei der Sache.
„Anna-Lena, kannst du uns sagen,
wie viel ein Halbes und
ein Halbes ist?“,
fragt Herr Bergmann.
Anna-Lena schaut ihn an,
als habe er chinesisch geredet.
„Ein Halbes und ein Halbes?“,
wiederholt er die Frage.
Halb und halb, ein halb, halb eins,
zweimal ein halb, eins und eins,
wirbelt es durch Anna-Lenas Kopf.

Sie will sich ihren Lehrer
wieder als Schwein vorstellen,
aber diesmal klappt es nicht.
Er bleibt Herr Bergmann.
„Wir warten!“

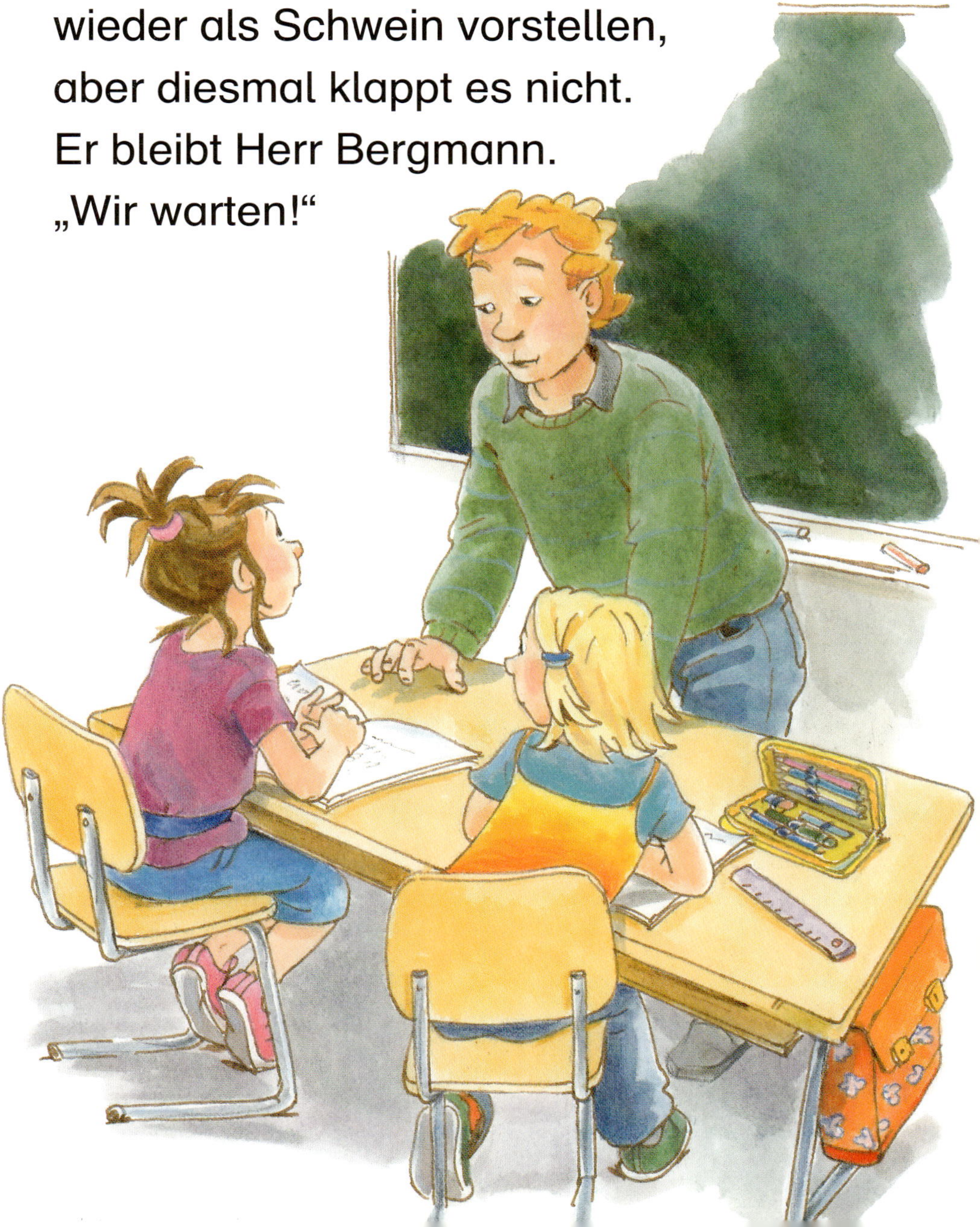

Dass eins und eins zwei ist,
bringt Anna-Lena unter
dem stechenden Blick ihres Lehrers
gerade noch zusammen.
Dann müsste ein Halbes
und ein Halbes zwei Halbe geben.
Das murmelt sie leise.
„Richtig“, bestätigt Herr Bergmann.
„Und wie viel sind zwei Halbe?“
Anna-Lena versteht die Frage nicht.
„Ein Ganzes“,
hört sie Janina flüstern.

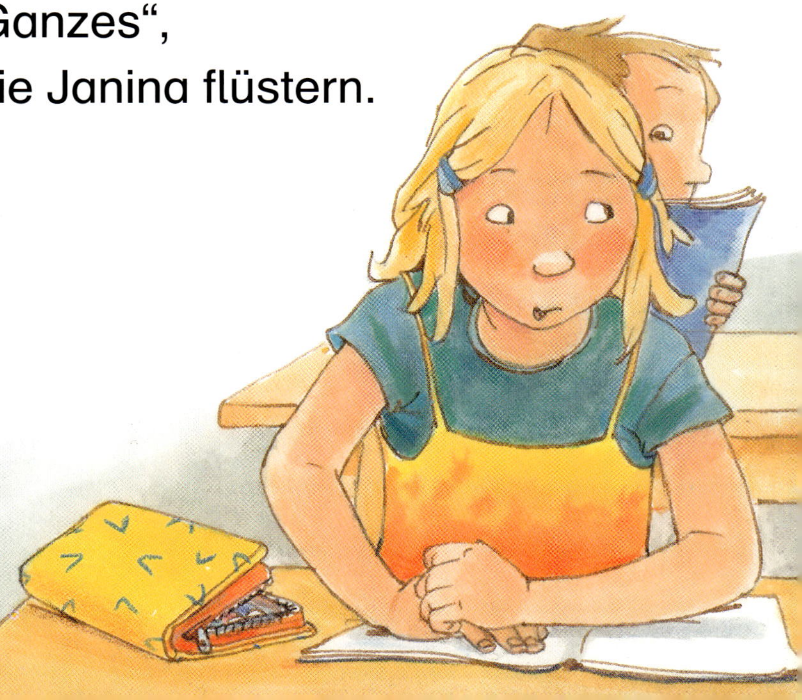

Ein Ganzes? Wieso ein Ganzes?
Anna-Lena kann nicht mehr denken.
Am liebsten möchte sie weg sein,
weit weg.
Aber sie ist hier
und muss jetzt etwas sagen,
sonst wird Herr Bergmann
ungeduldig und laut.
„Ein Ganzes“, antwortet sie.

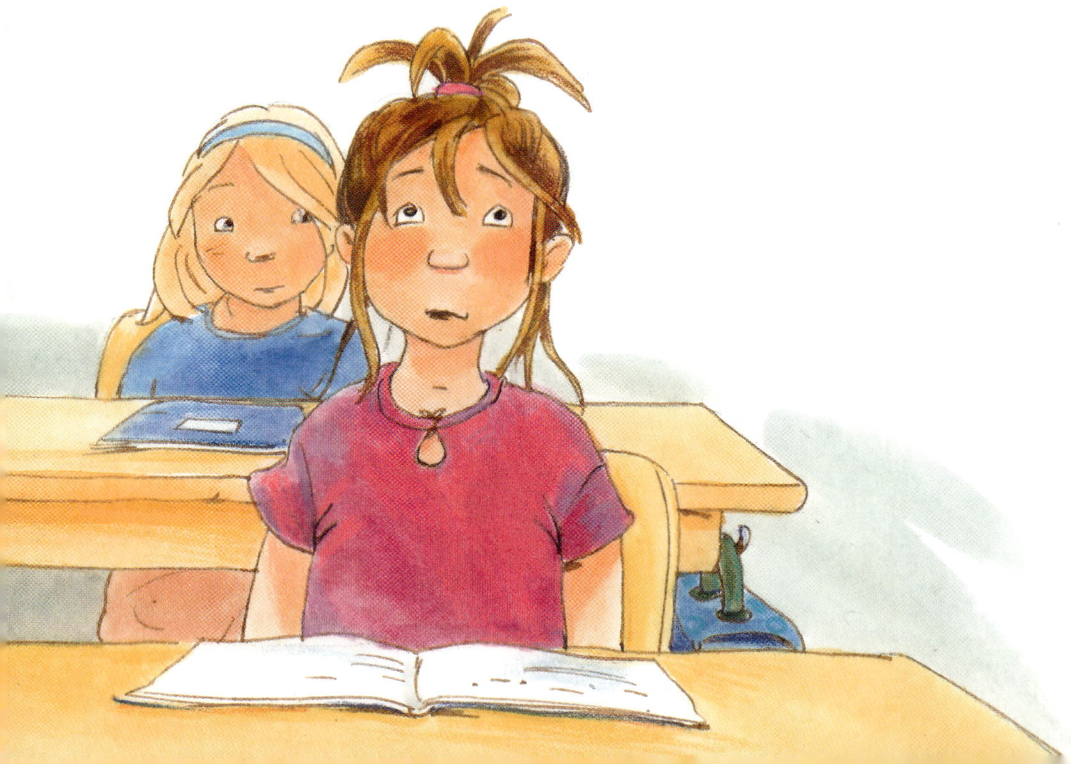

„Bist du sicher?“,
fragt Herr Bergmann.
Sicher? Nein, Anna-Lena ist
überhaupt nicht sicher.
Doch sie vertraut ihrer Freundin
und sagt: „Ja.“
„Dann wird es wohl stimmen.“
Herr Bergmann schreibt an die Tafel:

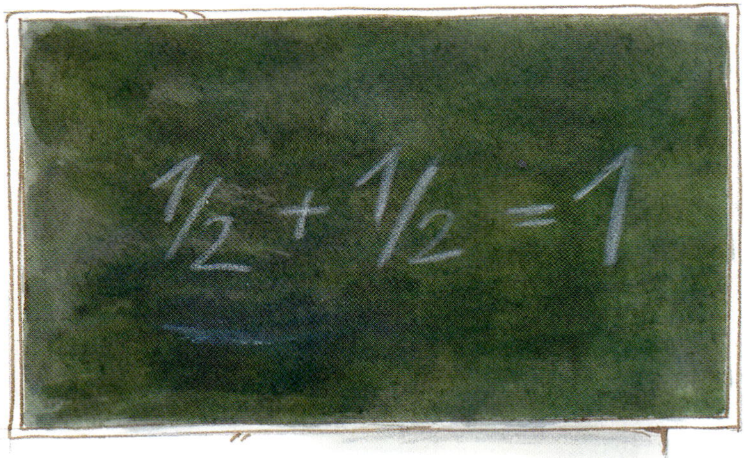

Anna-Lena hofft,
dass er sie für den Rest der Stunde
in Ruhe lässt.

Eine tolle Freundin

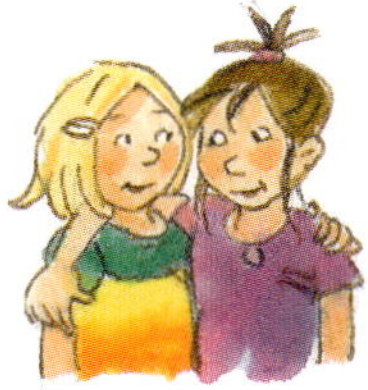

Als Anna-Lena und Janina
am nächsten Tag
zur Schule kommen,
sind sie ziemlich früh dran.
Sie beobachten,
wie sich der Schulhof füllt.

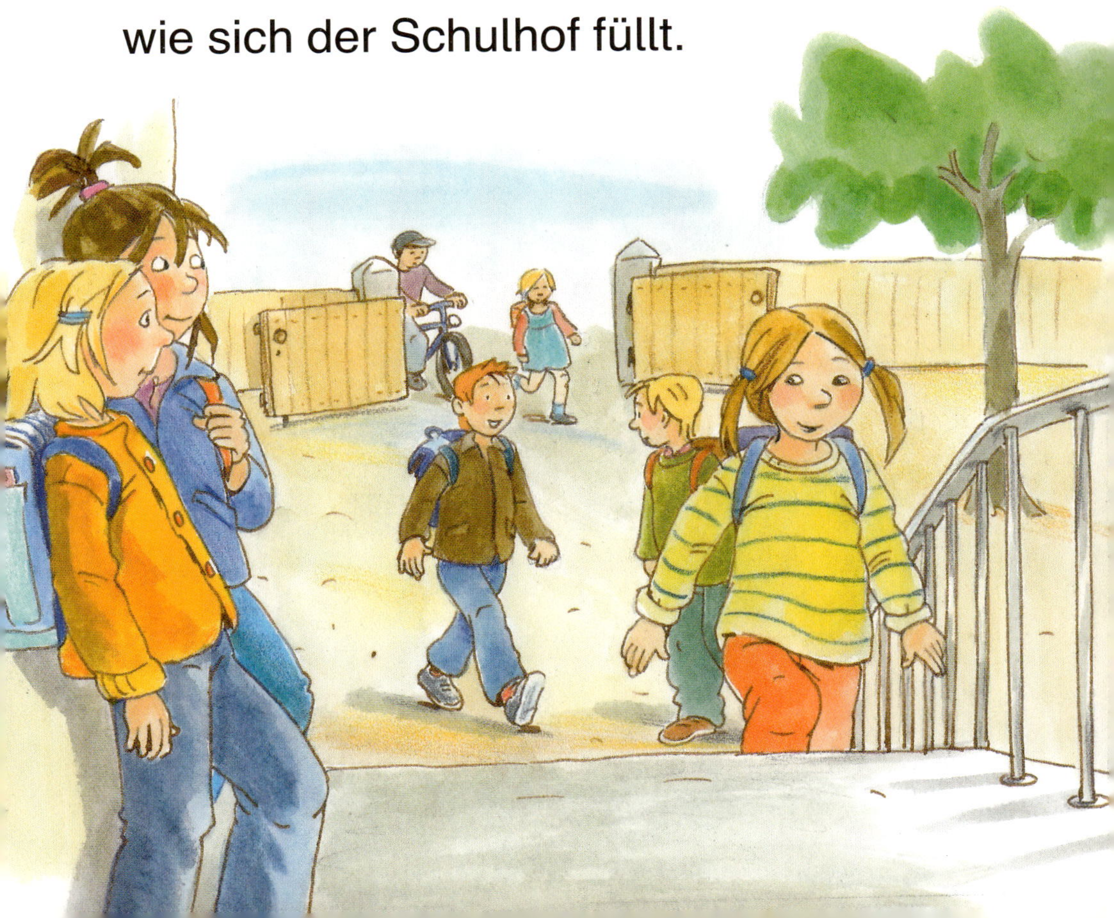

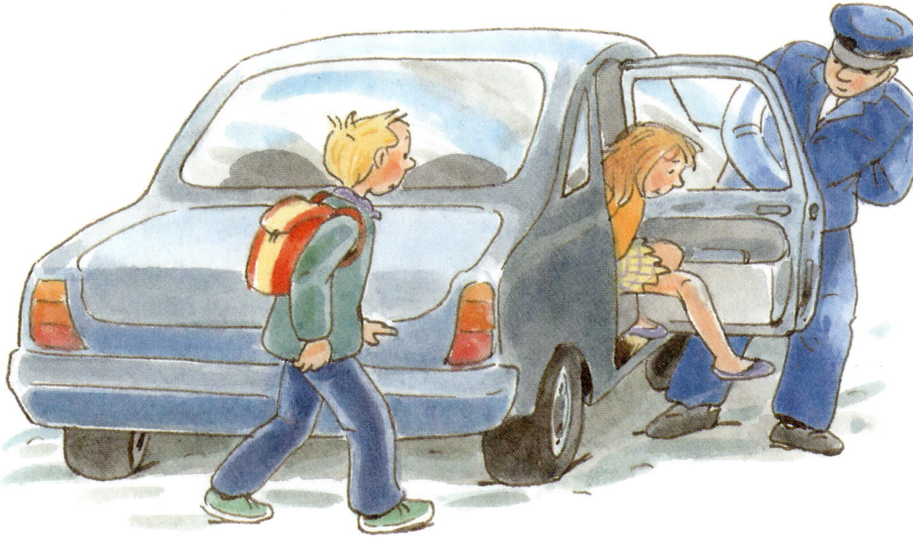

Die meisten Schüler kommen zu Fuß,
andere mit dem Fahrrad.
Manche werden mit Autos gebracht.
Zu ihnen gehört Doreen.
Wie jeden Morgen
hält ein großer Mercedes
vor der Schule.
Ein Chauffeur steigt aus
und öffnet die hintere Tür
für Doreen.

„Die hat's gut",
sagt Anna-Lena zu Janina.
„Die muss nie laufen.
Und sie kriegt alles,
was sie will."
„Lieber laufen
und nicht alles kriegen,
als so eine doofe Kuh sein",
ist Janinas Kommentar dazu.
Nach der großen Pause stolpert
Doreen über Anna-Lenas Schultasche.

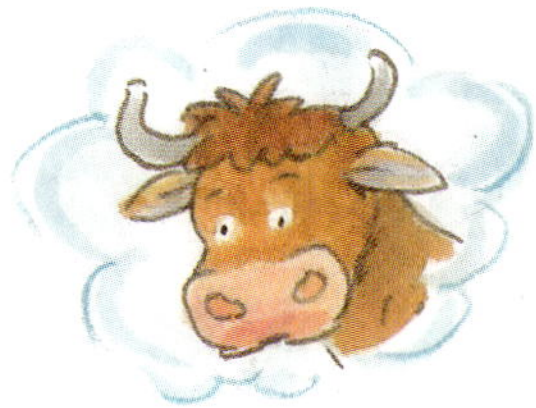

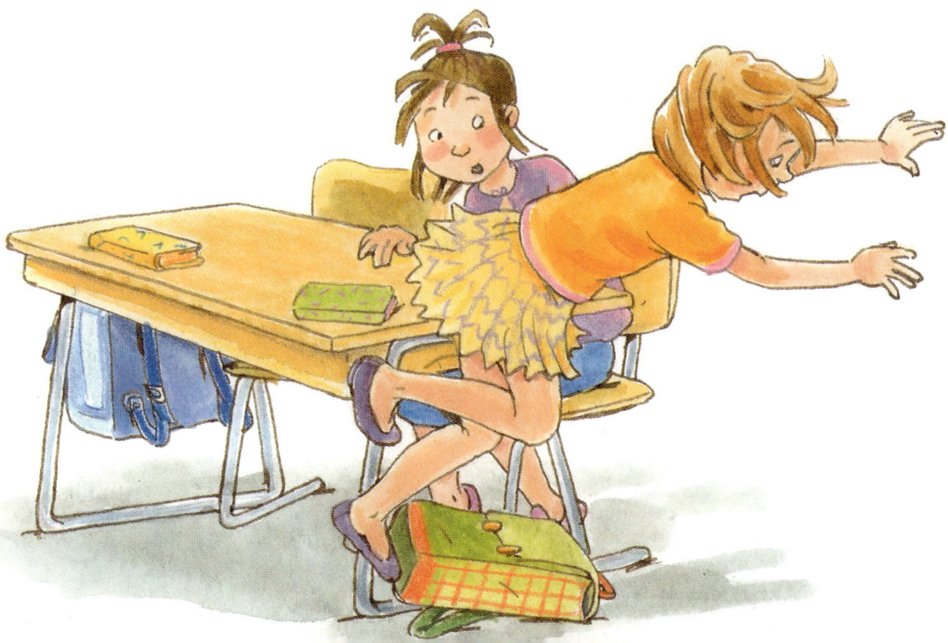

„He, stell deine beknackte Tasche aus dem Weg!“
„Mach du deine beknackten Augen auf, du blindes Huhn!“, gibt Anna-Lena zurück.
„Wer hier ein blindes Huhn ist, hat man gestern wieder gesehen“, stichelt Doreen.
„Du weißt ja nicht mal, dass zwei Halbe ein Ganzes sind.“
„Klar weiß ich das!“
„Weil Janina es dir eingesagt hat.“
„Hau ab!“, ruft Anna-Lena und gibt Doreen einen Schubs.
Die wehrt sich und es kommt zu einem Gerangel.
Da macht es „Ritsch“.

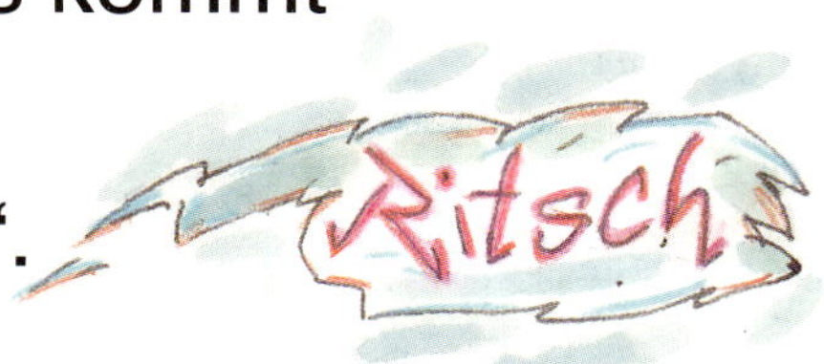

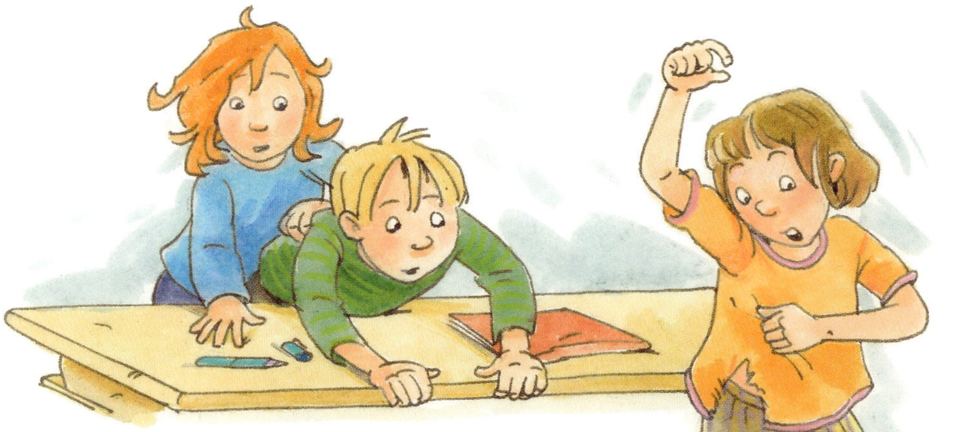

Doreens Esprit-Shirt hat
einen langen Riss.
Einen Augenblick ist es still
im Klassenzimmer.
Dann sagt Doreen:
„Das ist neu,
das musst du bezahlen!“
Anna-Lena tippt sich an die Stirn.
„Du hast doch angefangen!“
„Nein, du!“
„Was ist denn hier los?“,
fragt Herr Bergmann.

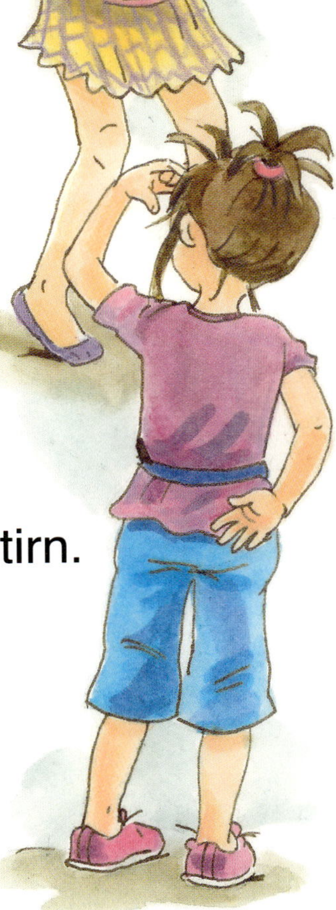

„Warum sitzt ihr nicht
an euren Plätzen?"
„Anna-Lena hat
mein neues Shirt zerrissen."
„Aber sie hat . . . "
„Macht eure Streitereien
in der Pause aus",
fällt der Lehrer ihr ins Wort.
„Jetzt haben wir Deutsch!"
Während der Deutschstunde wandern
Anna-Lenas Gedanken immer wieder
zu Doreens Shirt.
Das war bestimmt teuer,
denkt sie.
So viel Geld hab ich gar nicht.
Wenn Papa und Mama es
bezahlen müssen,
schimpfen sie mit mir.

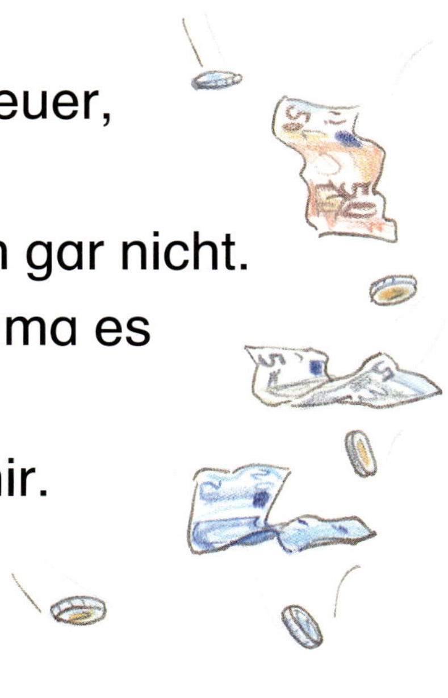

„Du musst das nicht bezahlen",
flüstert Janina.
Es scheint so,
als könne sie Anna-Lenas Gedanken
wieder mal lesen.
„Die blöde Kuh hat doch
angefangen,
das haben wir alle gesehen."
„Was gibt es da zu tuscheln?",
fragt Herr Bergmann.
Janina und Anna-Lena ducken sich
tief über ihre Hefte.

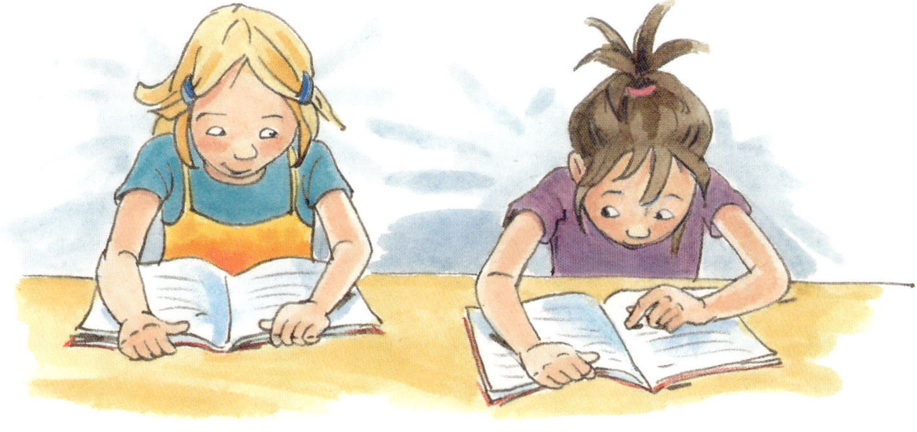

In der nächsten Pause redet Janina
mit einigen Mädchen und Jungen.
Dann stellen sie sich vor Doreen auf
und Janina sagt:
„Du hast den Streit angefangen,
das haben wir alle gesehen.
Anna-Lena muss das Shirt also
nicht bezahlen,
ist das klar?“

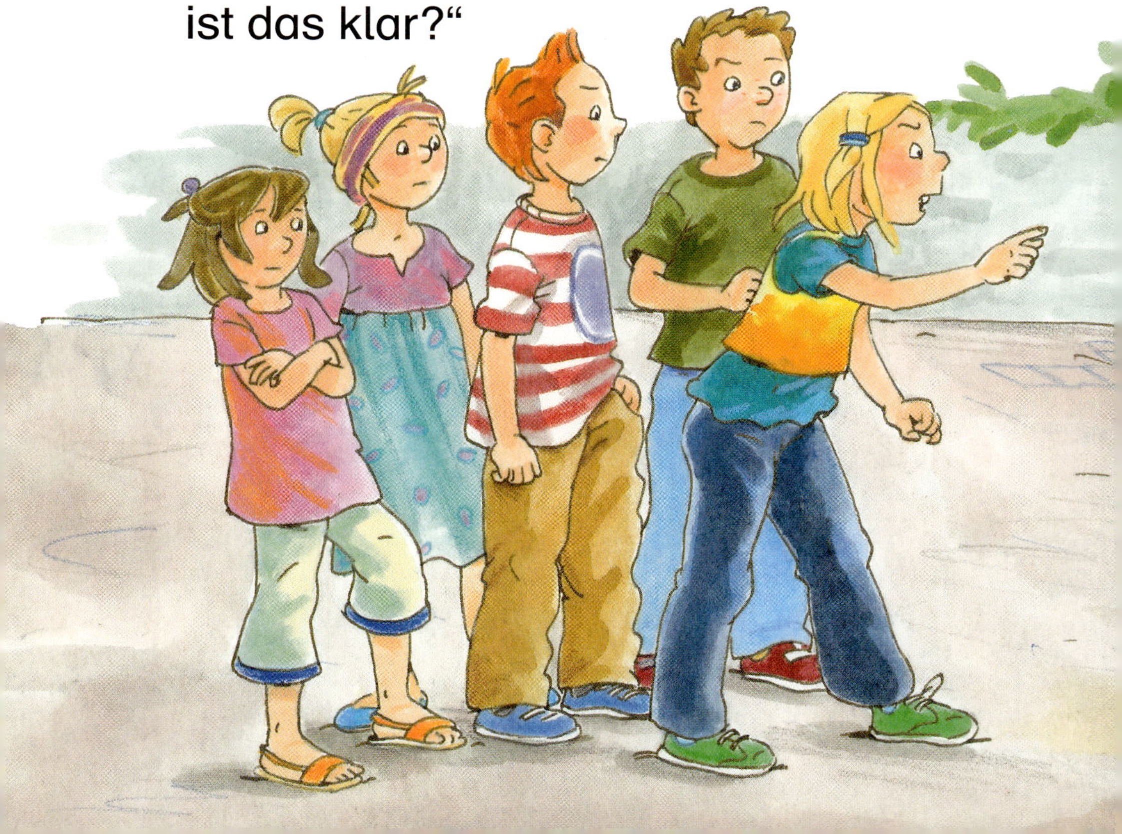

„Lass mich in Ruhe!“,
zischt Doreen.
„Wenn du etwas anderes
behauptest,
werden wir schwören,
dass du lügst“,
fügt Janina noch hinzu.
„Ihr seid mir doch viel zu blöd“,
sagt Doreen und dreht sich weg.

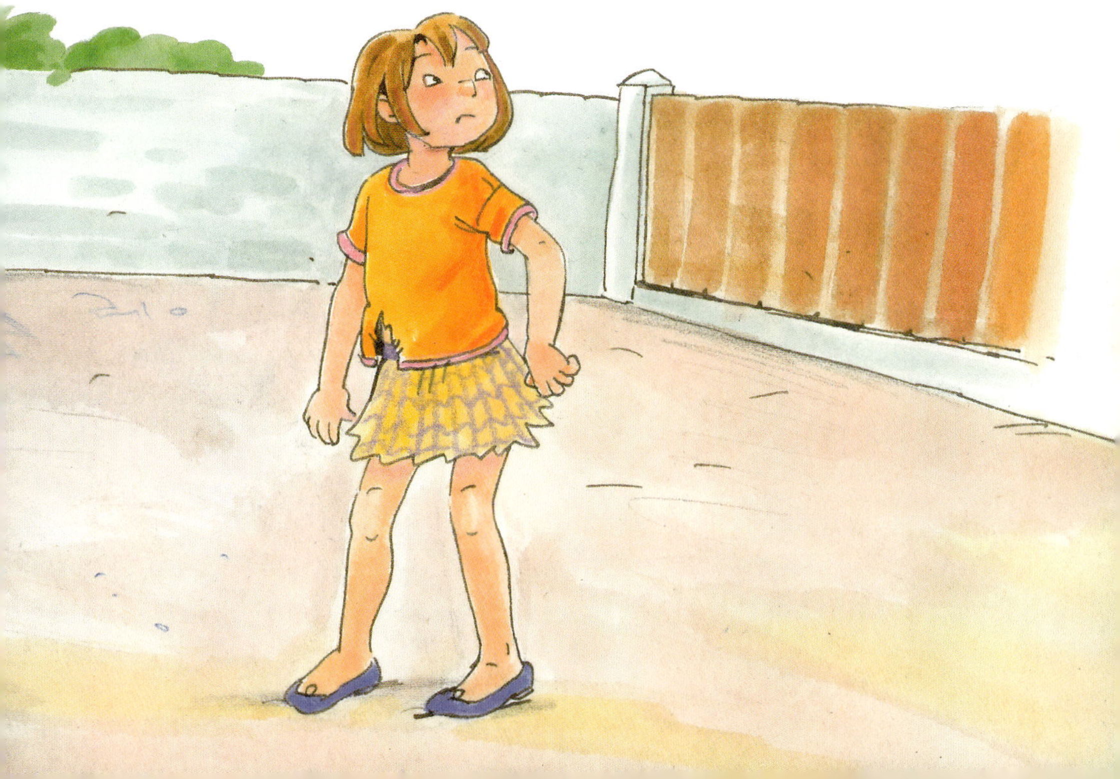

„Was man sagt, das ist man selbst!“,
ruft Louis neckend.
Weil Doreen nicht reagiert,
gehen die Mädchen und Jungen
langsam zu ihren Plätzen.
„Du musst das Shirt nicht bezahlen,
das ist sicher“,
sagt Janina zu Anna-Lena.
„Ihre Eltern haben mehr Geld
als unsere.
Die können ihr gut zehn neue kaufen.“
Anna-Lena ist froh,
dass sie so eine Freundin hat.

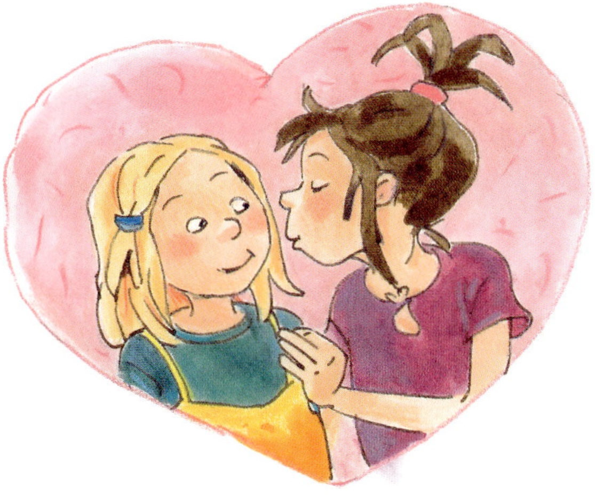

Nicht weglaufen!

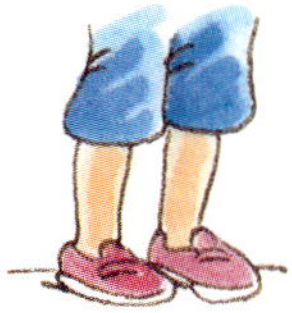

Der Nachmittag ist
ein guter Nachmittag,
denn Anna-Lena hat Judo-Training.
Genau wie ihr Bruder.
Das macht beiden großen Spaß.

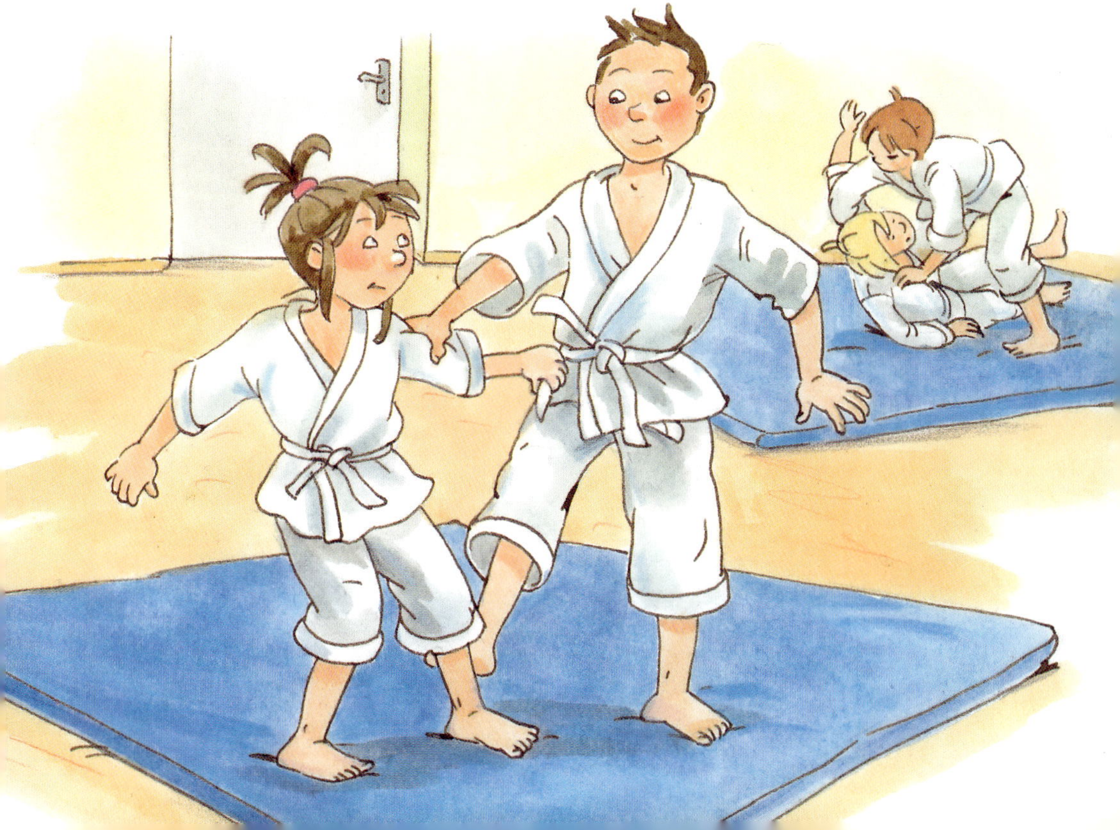

Auf dem Heimweg kommt ihnen
ein herrenloser Hund entgegen.
Anna-Lena merkt,
dass Alexander unruhig wird.
Er will auf die andere Straßenseite,
aber sie müssen erst
mehrere Autos vorbeilassen.
Der Hund hebt
an einem Lichtmasten ein Bein.
Dann trabt er weiter.
„Komm!“, sagt Alexander.

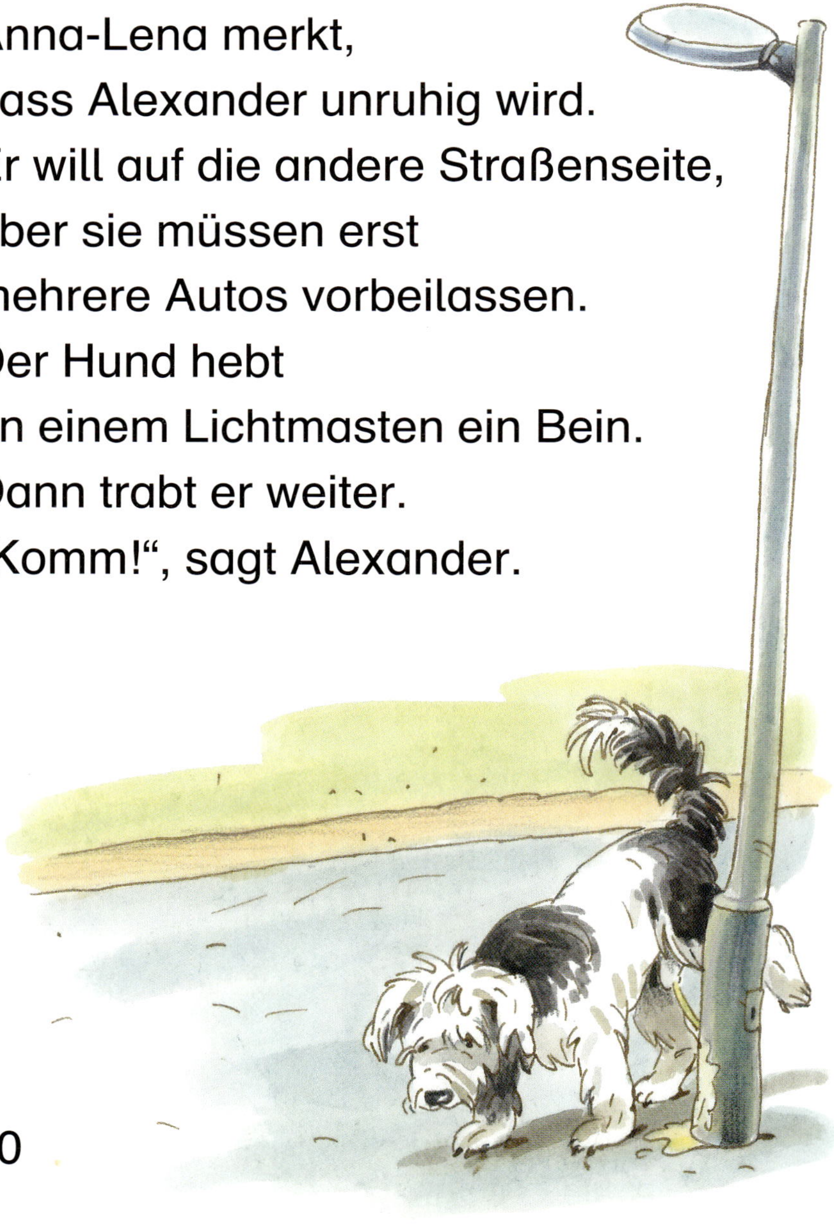

„Nicht weglaufen!“
Anna-Lena hält ihren Bruder fest.
„Sonst jagt er uns.
Wir müssen stehen bleiben,
dann tut er uns nichts.“
Alexander fährt sie an:
„Glaubst du etwa,
ich hätte Angst vor dem Köter?“
Aber Anna-Lena sieht,
wie er zusammenzuckt,
als der Hund
an seinen Schuhen
herumschnuppert.

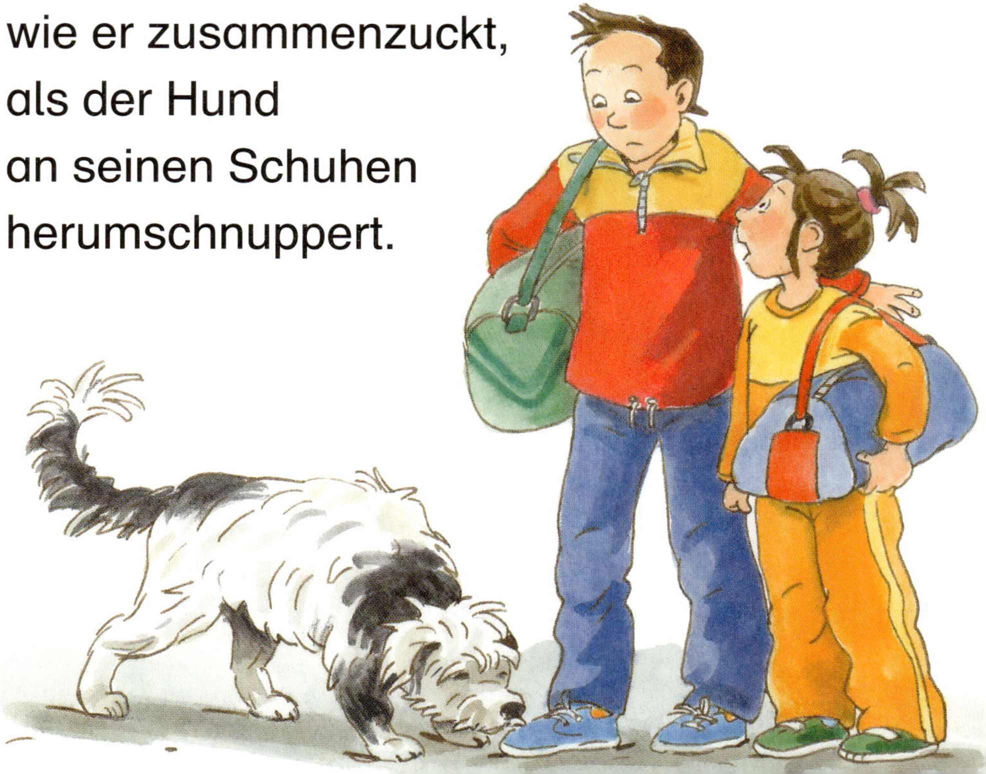

Alexander hält die Luft an.
„Ruhig stehen bleiben“,
flüstert Anna-Lena.
Als er genug geschnuppert hat,
hebt der Hund den Kopf und fiept.
„Fass ihn nicht an!
Das ist gefährlich“,
warnt Alexander.
„Der tut uns nichts“,
flüstert Anna-Lena.
„Der möchte gestreichelt werden.“
Sie streckt langsam
den Arm aus und murmelt:
„Braver Hund,
du bist ein lieber Hund
und du beißt uns nicht.“
Dabei nähert sich ihre Hand
dem Kopf des Hundes.

Der macht den Hals lang
und leckt Anna-Lenas Finger ab.
Blitzschnell zieht sie
die Hand zurück.

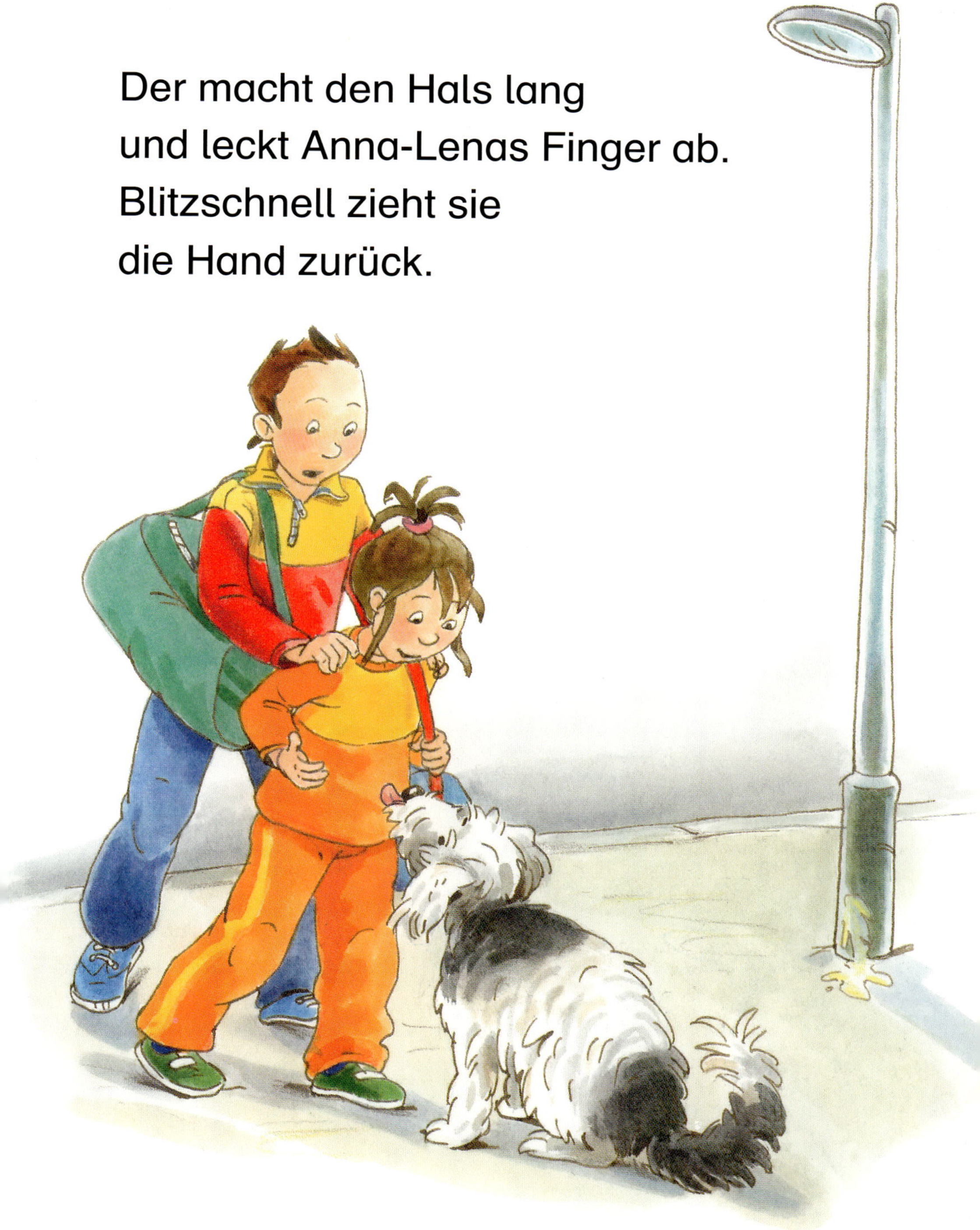

Der Hund legt den Kopf schief,
bellt einmal kurz
und fiept wieder, als wolle er sagen:
Hab keine Angst und streichle mich.
Anna-Lena wagt es noch einmal
und berührt das struppige Fell.
Dann streichelt sie leicht drüber.
Das gefällt dem Hund.
„So eine blöde Töle“,
brummt Alexander.
„Der ist nicht blöd.
Komm, versuch doch mal,
ihn zu streicheln.“
Anna-Lena schaut Alexander
herausfordernd an.
Er schüttelt den Kopf
und steckt beide Hände
in die Hosentaschen.

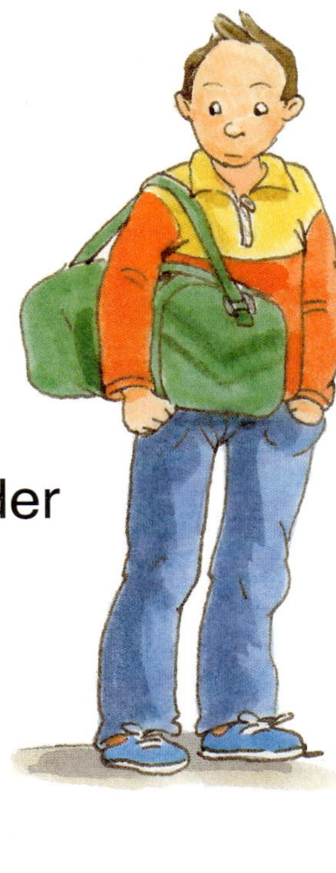

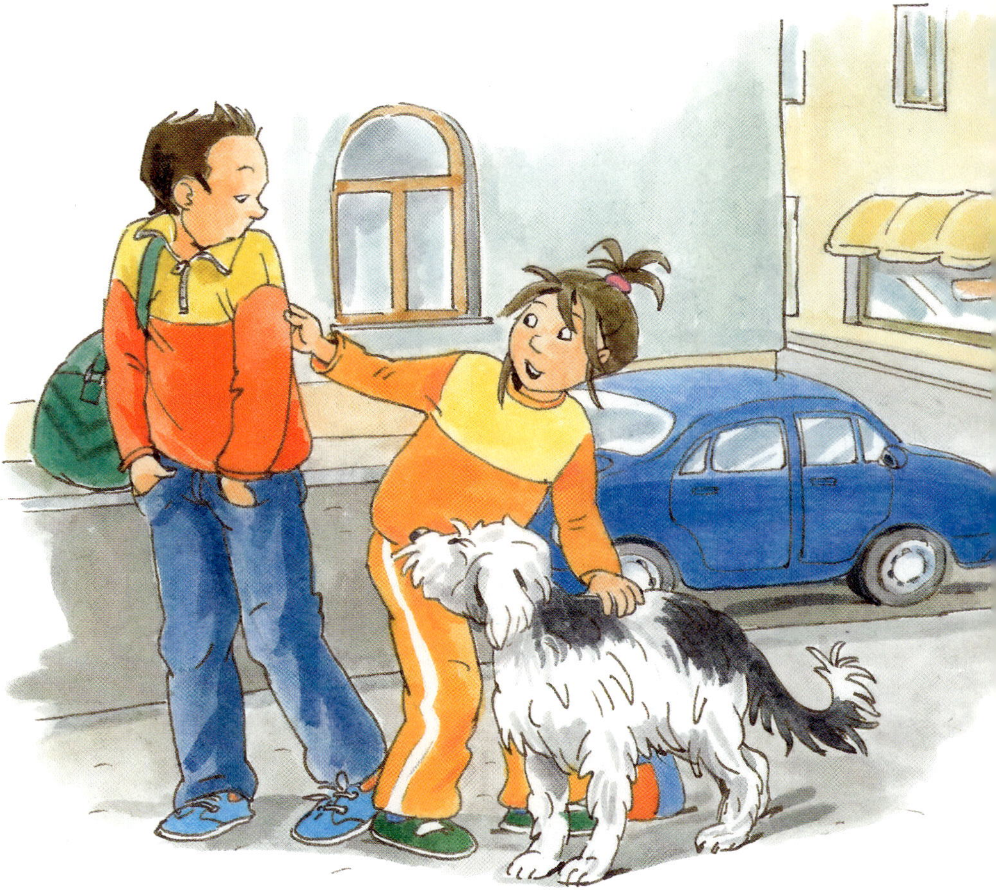

„Und ich dachte,
Männer haben keine Angst“,
sagt Anna-Lena.
Alexander nuschelt
etwas vor sich hin,
was nicht zu verstehen ist.

Anna-Lena und Alexander
gehen weiter.
Der Hund ist sofort neben ihnen
und springt bellend an ihnen hoch.
„Pfui!“, ruft Anna-Lena
und stampft mit dem Fuß auf.
„Geh jetzt nach Hause!“
Der Hund weicht zurück,
läuft dann aber weiter bellend
und fiepend neben Anna-Lena her,
bis sie vor ihrer Haustür stehen.
Schnell schließt Alexander
die Tür auf
und öffnet sie einen Spalt weit.
Anna-Lena scheucht
den Hund zurück,
sodass sie ins Haus
witschen können.

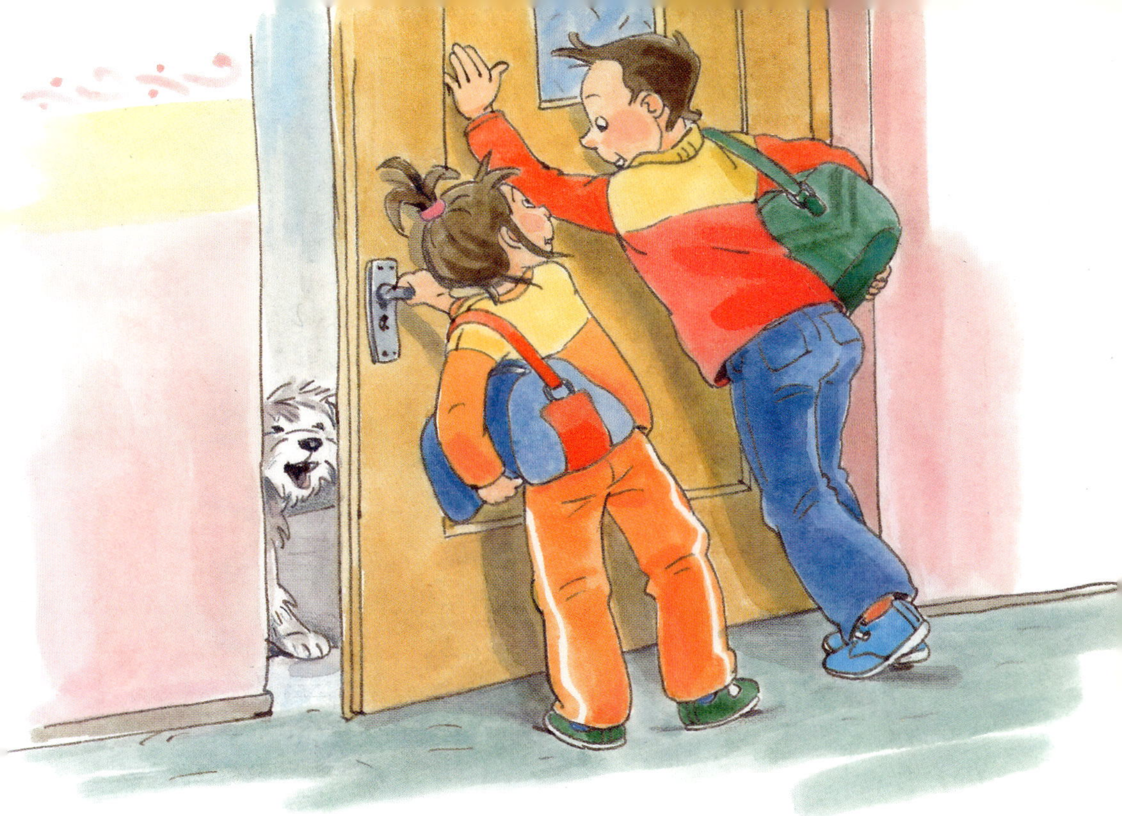

Draußen bellt der Hund
noch ein paarmal,
dann wird es still.
Im Treppenhaus guckt Alexander
seine Schwester an.
„Toll, wie du das gemacht hast,
mit dem Hund. Ehrlich."

Anna-Lena grinst.
Dann ruft sie:
„Wer zuerst oben ist“,
und flitzt an Alexander vorbei
die Treppe hoch.

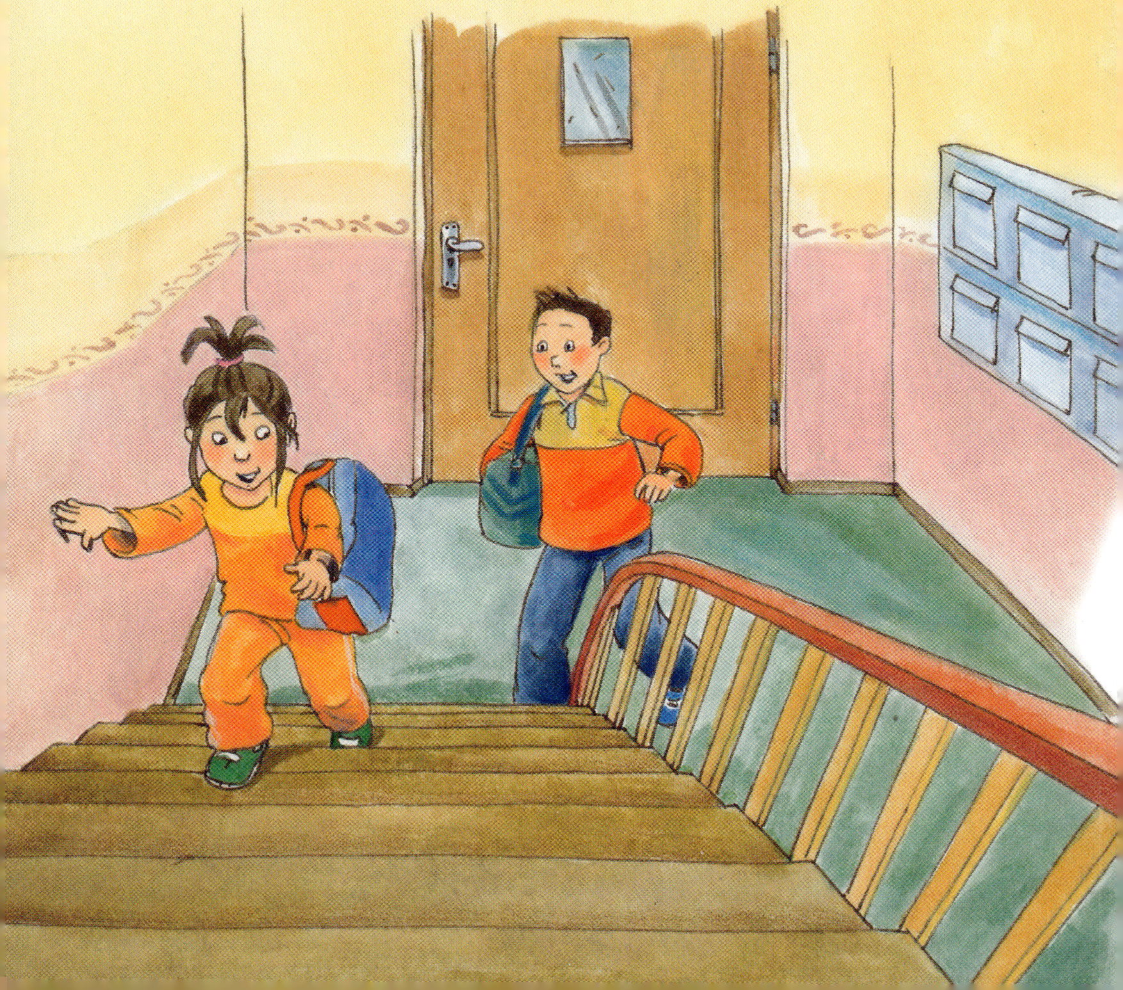

Der Bücherbär

LeseProfi

Jeder Band: ab 7 Jahren. Durchgehend farbig illustriert. 72 Seiten.

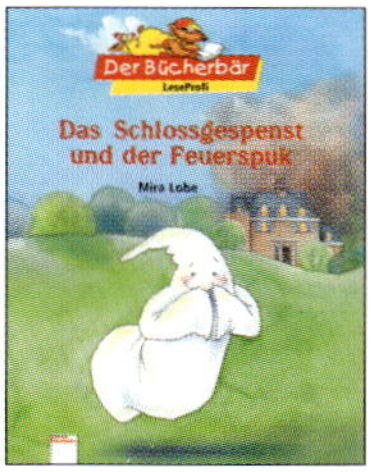

ISBN 3-401-08913-7
Ab 1.1.2007: 978-3-401-08913-3

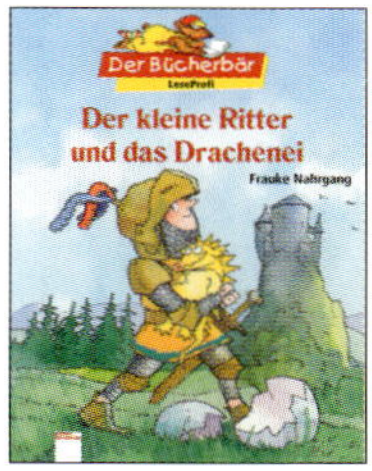

ISBN 3-401-08905-6
Ab 1.1.2007: 978-3-401-08905-8

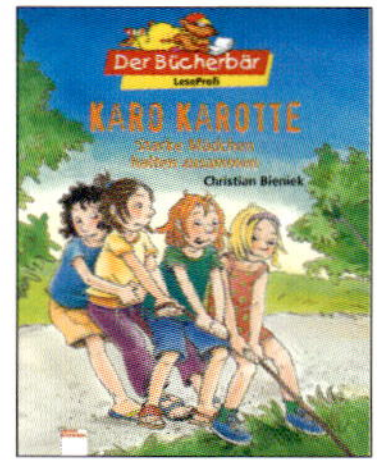

ISBN 3-401-08812-2
Ab 1.1.2007: 978-3-401-08812-9

LeseSafari

Jeder Band: ab 7 Jahren. Durchgehend farbig illustriert. 72 Seiten.

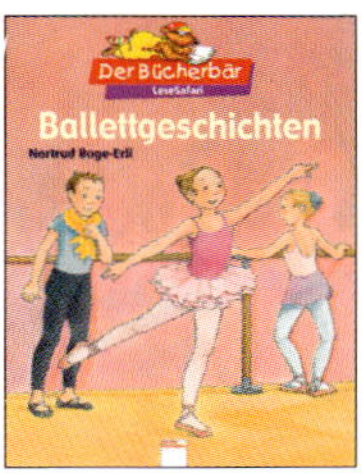

ISBN 3-401-08909-9
Ab 1.1.2007: 978-3-401-08909-6

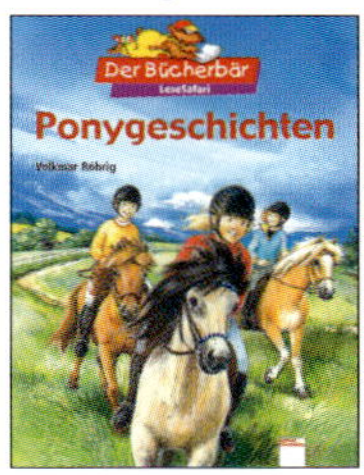

ISBN 3-401-08506-9
Ab 1.1.2007: 978-3-401-08506-7

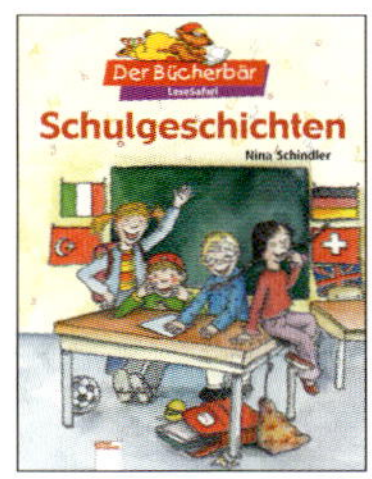

ISBN 3-401-08570-0
Ab 1.1.2007: 978-3-401-08570-8

LeseBallon

Jeder Band: ab 7/8 Jahren. Durchgehend farbig illustriert. 72 Seiten.

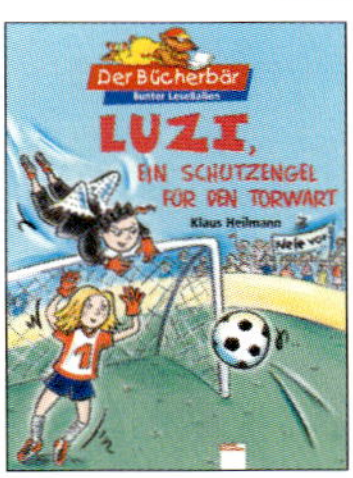

ISBN 3-401-08894-7
Ab 1.1.2007: 978-3-401-08894-5

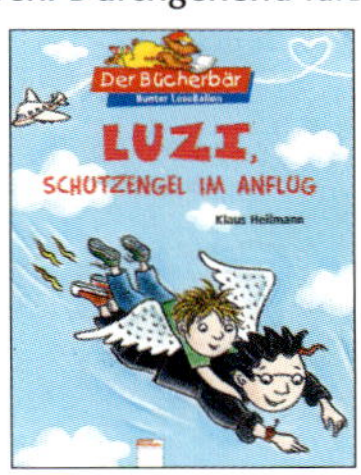

ISBN 3-401-08600-6
Ab 1.1.2007: 978-3-401-08600-2

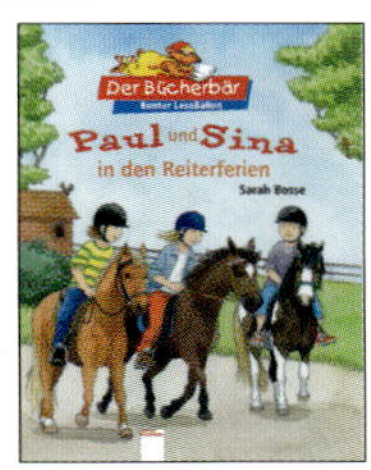

ISBN 3-401-08657-X
Ab 1.1.2007: 978-3-401-08657-6

EDITION BÜCHERBÄR

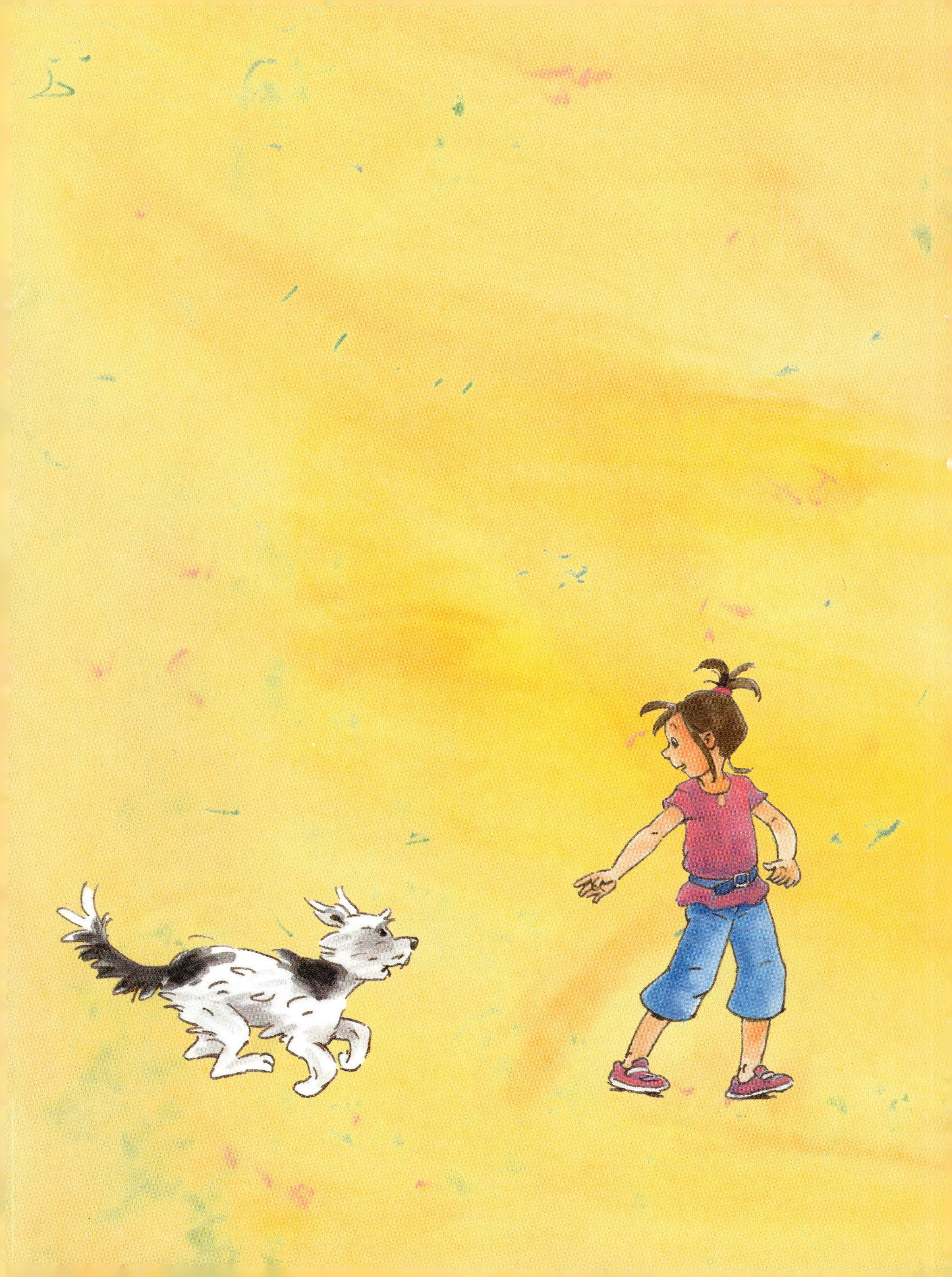